西医经典名著集成

诺吉尔耳穴学

Auriculotherapy

［法］拉斐尔·诺吉尔 著

熊 力 文 宇 主译

Raphael Nogier, MD
President
Ecole Internationale Paul Nogier
Lyon, France

CSK 湖南科学技术出版社·长沙

国家一级出版社 全国百佳图书出版单位

《诺吉尔耳穴学》

编译委员会

主 译： 熊 力 文 宇

副主译： 徐 寅 周凡超 王永祥

主 审： 苗雄鹰 张四方 喻 斌 姚宏亮 马 望

编译人员（按姓氏拼音排序）：

董莉妮	曹 聪	陈 丹	陈 海	陈海霞	陈立健
陈 鹏	陈鑫凯	陈彦波	邓小峰	丁水姿	段伦喜
范志英	谷志优	郭秋月	何 超	贺 庆	侯木舟
胡明行	黄生福	黄玥琳	黄云鹏	江绍涛	姜文敏
雷三林	李 建	李 俊	李亚伟	李艳艳	李永英
廖 华	刘 波	刘 春	刘国华	刘国利	刘 娟
刘奎杰	刘 傥	刘 威	刘忠涛	骆 园	潘小高
裴冬妮	彭伟军	彭雄俊	彭彦缙	盛晨霞	汤继旺
王 聪	王富生	王少雄	王玮琛	王永红	温晓勇
吴昕旻	吴咏雄	向晨曦	向大雄	向 鸿	向文杰
邢 扬	熊光仲	颜世超	杨 波	杨乐平	杨廷芳
杨小霞	姚兴旺	易深根	易文君	余贤力	袁 锋
张博文	张建影	张江杰	张小崔	张馨爻	张馨予
张子建	赵晓华	郑伶茜	郑砚文	周芳芳	周 慧
周江蛟	周 宁	周也荻	朱付平	朱治国	邹 恒

声　明

　　医学是一门不断更新、不断发展的科学，尤其在合理治疗与用药方面，各种实验与临床经验正不断刷新我们的认知。但是截至这本书出版的时间，读者可以相信作者、编辑以及出版方已经尽一切力量使这本书的知识与相应的水平保持一致。然而，就这本书中提及的任何剂量指导与应用方式，出版商不会承担相应的责任。每一位读者采纳建议前一定要仔细核对药物自带的厂家说明书，提及的药物剂量或者生产商提及的药物禁忌证与书中提及的内容不同时，必要情况下，应咨询医疗行业的相关专业人士。对于小众药与新药，这种检查尤其重要。使用者每一次选择剂量和应用方式时，都需要自己充分承担相应的风险与责任。笔者以及出版商希望读者能够指出本书中的不足与差错。这本书出版之后，如果我们发现了任何差错，我们会将错误的地方放在 www. thieme. com 的产品描述页上。

　　事实上，在这本书中所提及的产品名、专利以及注册的设计是注册商标或者持有者的名字，尽管如此，具体的参考并没有一一列举。因此，没有被指定出所有者的专利并不能被理解为这些专利属于大众出版商。本书中所有内容均受著作权保护。在没有出版商授权的情况下，任何超出著作权的开发、利用、交流都是违法的，将会被起诉。这些条款尤其适用于复印、复制、油印、缩微胶卷展示电子数据处理和存储行为。

序　言

1978 年在加利福尼亚，我与拉斐尔·诺吉尔（Raphael Nogier）相遇，当时我为他的一系列耳科治疗讲座做翻译。随后的一年，我们一同前往中国参加第一届中法针灸疗法交流会，此后，我们一起在世界卫生组织（WHO）工作，致力于针灸的标准化命名，并在全世界各种针灸大会上见面。30 年来，我一直很敬佩他为针灸发展所做出的贡献，当我听说蒂姆（Thieme）决定出版一本关于耳穴疗法的英文版著作时，我非常高兴。

大多数阅读本书的执业针灸师已经掌握了耳穴的基本理论及耳针操作方法，熟悉耳医学基础知识。本书直接面向该人群。作者快速地回顾了背景、理论基础以及耳穴疗法的解剖基础，并提供了能用针灸解决的常见问题的技术指导。目录提供了快速查询功能。读者可以利用诺吉尔提供的概念插图、参考理论获得建议。相对于之前关于耳针与耳疗译作，这个特点非常吸引人，这意味着读者不需要沉陷于大量的专业术语即可找到自己想要的内容。

这本书的前半部分讨论了各种疾病，从烟瘾到焦虑，从坐骨神经痛到痔疮等，这些都是非常实用的。后半部分则独具特色，诠释了耳穴的组织层次以及空间位点关系，此外还介绍了区段分阶理论、血管自调信号和诺吉尔频率。本书深入浅出地介绍了耳穴，但在应用的过程中需要结合实际，例如纤维肌肉痛和抑郁症这些情绪相关疾病，在使用耳穴前需充分地评估患者。

作为一名严谨的医生、教师以及研究者，诺吉尔应用分类并总结了耳穴疗法。在他从业的数十年里，他严格评估了该技术的新应用及其科学性。他的耳穴疗法实践使他能够研究饮食过敏及其在医学问题中的作用，本书收录了他在这一领域的临床经验和他的深刻见解。

你会发现拉斐尔·诺吉尔耳穴疗法的博大与实用性，并能提高你对这门学科的理解。他将自己的临床经验、实用性以及一名优秀医生的谦逊融入本书，正因为这一点，他将他的事业发扬光大，并进一步将耳穴疗法推入综合医疗实践的世界。

约瑟夫·赫尔姆斯

医学博士

美国针灸医学学会创始会长

加州伯克利市赫尔姆斯医学研究所所长

前　言

保罗·诺吉尔（Paul Nogier）出生于 1908 年，他将一生奉献给了医疗和科学，给医学界和整个社会留下了耳穴疗法这一财富。这一简单而高效的技术是基于耳郭广泛而复杂的神经分布这一固有属性上。它为医生以及医疗辅助人员提供了一种高效的物理疗法，以缓解与医疗纠纷有关的疼痛和功能障碍。

正如这本书里所写的，作为耳穴发源地里昂的本土人，我很乐意向其他国家介绍耳穴这项技术。作为保罗·诺吉尔的儿女中唯一成为医生的儿子，我很幸运地跟着父亲工作了许多年。这让我能够全面理解他的耳穴疗法。

根据多年实践和教学的成果，这本书简单明了地介绍了耳医学的基础知识。这本书可以让不熟悉这方面知识的人迅速应用该知识，让已有掌握的人对该知识认知更加深刻。

我很感谢范科伊斯·布迪奥尔（Francoise Bourdiol）允许我使用她已故丈夫雷内·布迪奥尔（Rene Bourdiol）博士的画作，他的丈夫曾经是保罗·诺吉尔的朋友与同事。我还想感谢约瑟夫·赫尔姆斯（Joseph Helms）为本书写序言，感谢塞西尔·贝格隆（Cecile Bergeron）为本书作画，感谢彼得·博克莱克（Peter Beauclerk）为本书翻译，感谢安吉丽卡·芬格特（Angelika Findgott）和蒂姆（Thieme）出版社，最后我要感谢戴安娜·比特（Diana Bitter）为本书筹划做出的贡献。

我将这本书奉献给我曾经一起共事多年的伙伴：给我医学路途中诸多指导的皮埃尔·马格宁教授（Professor Pierre

Magnin），以及丹尼尔·阿西斯（Daniel Asis），弗朗西斯·鲍德特（Francis Baudet），乔格·布辛哈斯（Jorge Boucinhas），贝纳德·布里科特（Bernard Bricot），阿兰·库特（Alain Coutte），吉恩·戈里斯（Jean Goris），鲁多夫·海林（Rudolf Helling），维吉尼奥·马里亚尼（Virginio Mariani），米歇尔·马里南（Michel Marignan），思茅（Simao），伊夫·鲁克斯维尔（Yves Rouxeville），安东尼·德·索萨（Anthony de Sousa），保罗·德·苏西尼（Paul de Susini），安尼·马利·维斯特（Anne Ma1ie Vester），尚塔尔·瓦利兹（Chantal Vulliez）。

希望这本书能够给予那些遭受疾病痛苦的人一些帮助。

目　录

耳穴疗法

决定健康的 3 个要素（图 1）

· 由文化条件决定的生活方式。

· 卫生。

· 医疗（这一点在孕妇的围产期尤其重要）。

文化条件对医疗与健康的影响

· 人们的生活方式——交通事故、心脏病、结核、肝炎、获得性免疫缺陷综合征（AIDS，又称艾滋病）等。这些疾病由教学或社区医院管理。

· 正常功能的抑制——功能障碍、暴食症、厌食症、性功能障碍以及抑郁症等。这些疾病需要替代疗法。

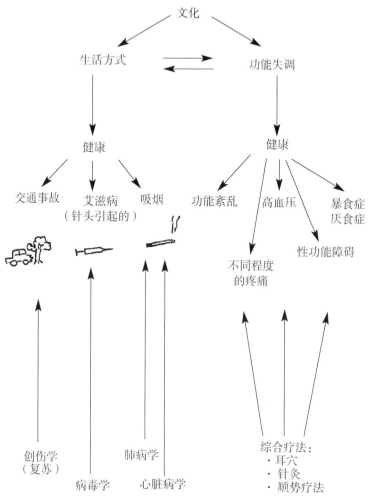

图 1   文化条件对医疗与健康的影响

两种类型的耳穴

耳穴疗法的概念是建立在对耳穴本质的深刻理解上的。
耳朵上存在两种类型的穴位：

1. 与神经系统相关联的穴位（压痛点）

这些穴位有压力感受器，在器官病变的时候会有压痛。在治疗中，对这些穴位进行针刺或按摩，以达到治疗的目的（图2、图3）。

2. 神经体液调节穴位

这些穴位可以被电子仪器侦测到，它们由特定的神经血管复合体构成[1-3]。治疗时，这些穴位可用红外线激光治疗（图4）。

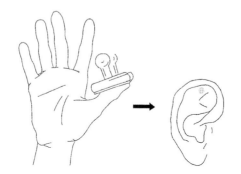

图 2　疾病会在耳朵上形成病理区或病理点

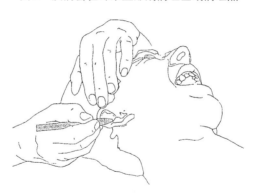

图 3　通过疼痛反应定位耳朵上的病理对应点（压力探测器）

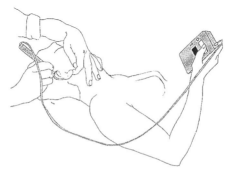

图 4　通过玻璃压诊器定位耳朵上的病理点（定位神经血管复合体）

直接与神经系统关联的耳穴：反射点

这些点在其对应的器官以及区域发生病变时会产生压痛。这一现象可以由神经系统的结构来解释。

耳穴通过脊髓丘脑和网状组织与身体的各个区域产生联系。如果外周区域产生病变，耳朵上的对应点会对压力变得敏感，并在压力下产生疼痛。

可以利用这些反射点来缓解疼痛[4]。（图 5、图 6）

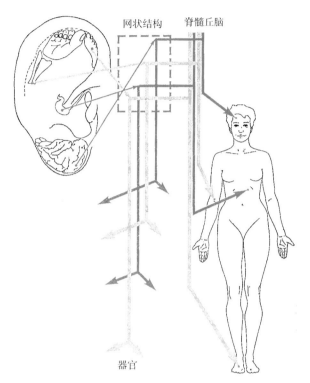

网状结构　脊髓丘脑

器官

图 5　耳穴反射的神经学基础

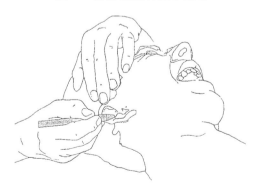

图 6　耳穴阳性反应："鬼脸征"

神经体液穴位：神经血管复合体

尼波耶特（J. E. H. Niboyet）（1963）证实

· 在耳朵皮肤表面有较低的皮肤电阻点（CER）。

· 这些点能独立地进行分泌，即使用乙醇、乙醚、丙酮等清洁剂彻底清洗这些点所在区域皮肤，这些点仍能被检测到有分泌物。

· 这些低阻点与中医描述的穴位位置重合，在活人和尸体上都能被检测到。

根据塞内拉尔（Senelar）、奥齐奇（Auziech）和特勒尔（Terral）（1970—1980）的工作

他们在光学显微镜下，对人类与兔子耳部的低皮肤电阻点进行检查，进而发现了低皮肤电阻点的特异性组织解剖学特点，由以下结构组成：

· 一条微动脉。

· 一条微静脉。

· 一条淋巴管。

· 游离神经末梢。

髓鞘神经纤维分布于血管周围，并共同构成了复杂的血管复合体。

这种神经与薄壁血管共存于同一位置的结构不是随机分布的，我们应该可以注意到刺激穴位后内分泌结构释放的激素或相关因子。这些组分共同构成神经血管复合体（Neurovascular complexes）[4]。

- 通过检测电阻的变化可以定位神经内分泌点。
- 外周功能紊乱时可以检测到这些复合体对应的点。
- 激光刺激这些点可以达到治疗作用。
- 一些研究者猜想[5-6]，神经血管复合体对所在区域温度

调节起到重要作用。(图7、图8)

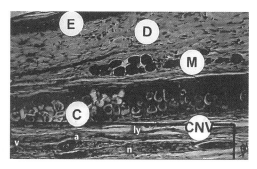

图 7 耳穴示例（放大约 300 倍）

E. 上皮；D. 真皮；M. 墨汁；C. 耳软骨；CNV. 神经血管复合体，通常能够在耳穴疗法的穴结构点对应的皮下基质层找到（v. 静脉；a. 动脉；ly. 淋巴管；n. 皮神经）。神经血管复合体基本具有相同的规律。

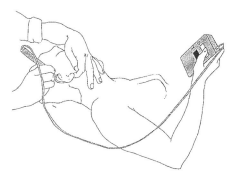

图 8 通过光学仪器定位耳朵上的病理对应点（定位神经血管复合体）

耳部解剖图 （图 9）

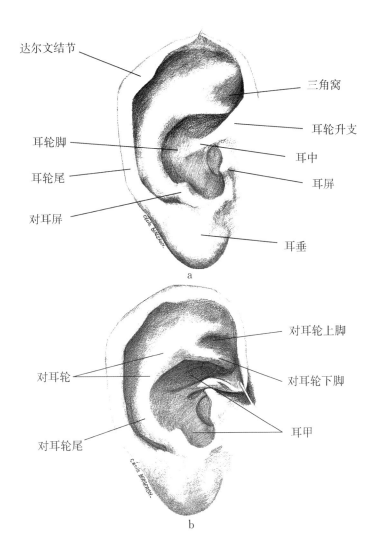

达尔文结节

三角窝

耳轮升支

耳轮脚

耳中

耳轮尾

耳屏

对耳屏

耳垂

a

对耳轮上脚

对耳轮下脚

对耳轮

耳甲

对耳轮尾

b

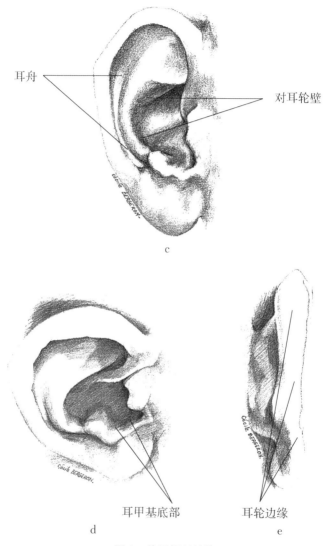

图 9 外耳解剖结构

耳部神经分布

外耳有 4 个不同区域（图 10）

- 中央外耳：分布迷走神经的副神经纤维。
- 中耳区：分布三叉神经下颌支（交感纤维）。
- 耳轮小叶区：分布浅表颈部神经丛（混合神经分布）。
- 耳屏区（耳珠区）：混合神经。

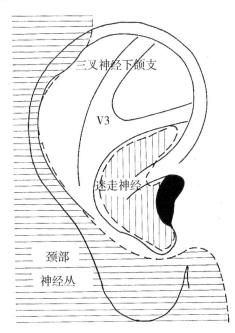

图 10　根据博西（J. Bossy）理论的耳部神经分布（该图已获得作者同意）

器官在耳部的代表区域

耳部的躯体对应区域有规律（图 11、图 12）

· 在耳甲区域：由迷走神经支配，包含了起源于内胚层组织的点位置。

· 在中央区域：对耳轮和耳轮的一部分由三叉神经支配，包含了起源于中胚层组织的点位置。

· 在周围区域：部分的耳轮与耳垂由浅表的颈部神经丛支配，包含了起源于外胚层组织的点位置。

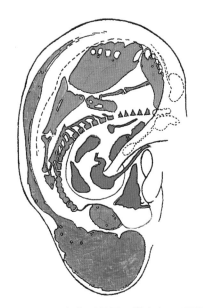

图 11　耳区定位（保罗·诺吉尔，1977）

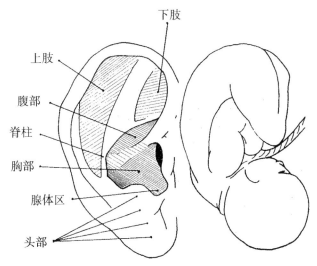

图 12　耳区与胎儿的对应区域（保罗·诺吉尔，1969）

脊柱在耳部的代表区域

- 脊柱代表区域在对耳轮。
- 椎体对应区域在对耳轮脊。
- 脊柱的神经韧带对应区域在对耳轮的外侧区域。
- 交感神经干对应区域在对耳轮的壁。(图 13)

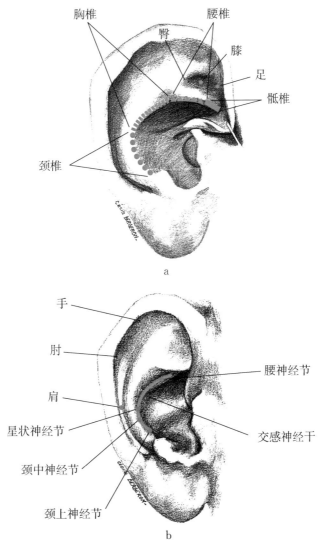

胸椎　腰椎　臀　膝　足　骶椎　颈椎

a

手　肘　肩　腰神经节　星状神经节　颈中神经节　颈上神经节　交感神经干

b

图 13　四肢及脊柱的耳区代表区域

耳穴定位

- 中胚层。
- 内胚层。
- 外胚层。

中胚层组织

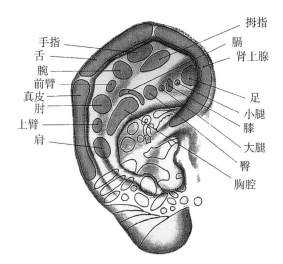

a 中胚层浅表定位

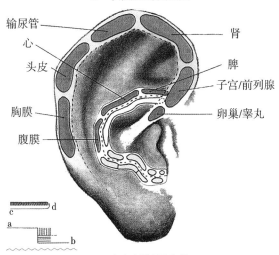

b 中胚层深层定位

图 14 中胚层组织定位（保罗·诺吉尔，1987）

内胚层组织

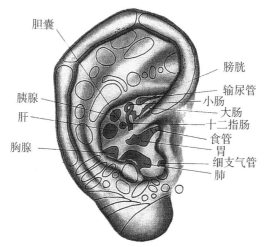

胆囊

膀胱
输尿管
胰腺　　　　　　　　小肠
肝　　　　　　　　　大肠
　　　　　　　　　　十二指肠
胸腺　　　　　　　　食管
　　　　　　　　　　胃
　　　　　　　　　　细支气管
　　　　　　　　　　肺

a　内胚层浅表定位

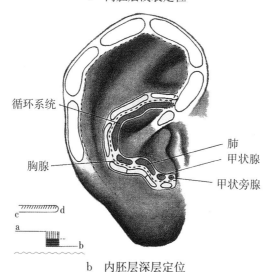

循环系统

肺
甲状腺
胸腺　　　　　　　　甲状旁腺

b　内胚层深层定位

图 15　内胚层组织定位（保罗·诺吉尔）

外胚层组织

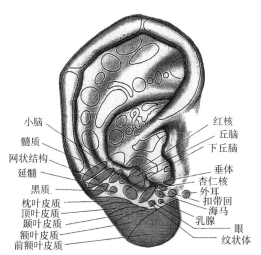

小脑
髓质
网状结构
延髓
黑质
枕叶皮质
顶叶皮质
颞叶皮质
额叶皮质
前额叶皮质

红核
丘脑
下丘脑
垂体
杏仁核
外耳
扣带回
海马
乳腺
眼
纹状体

a 外胚层浅表定位

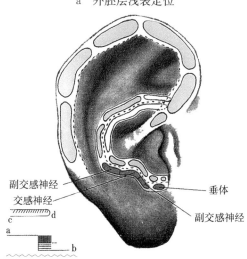

副交感神经
交感神经

垂体
副交感神经

b 外胚层深层定位

图 16 外胚层组织定位（保罗·诺吉尔）

其他区域

耳朵上的某些穴位具有广泛性的作用，这些穴位被称为主穴（master points）（图 17）。

- 可以通过电流检测它们。
- 红外激光刺激这些穴位可以起到治疗的作用。
- 某些器官在耳朵上拥有不止一个代表区域。保罗·诺吉尔在 1981 年通过区段理论解释了这一点。[详见保罗·诺吉尔区段理论（phase theory of Paul Nogier），第 100 页]

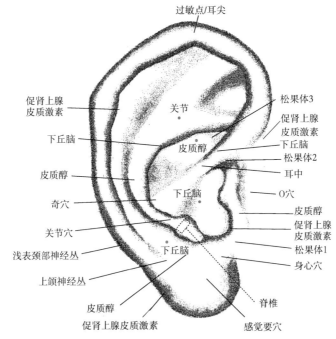

图 17 主穴定位（保罗·诺吉尔，1987）

耳穴检测方法

压痛检测

方法

· 用手触诊。患者躺在桌子上，医师坐在患者后面，用手触诊双耳，寻找痛区（图 18）。

· 用 250 g（蓝色）压力探头诱导出"鬼脸征"。

适应证

压力痛觉检测的适应证是外周疾病。例如：

· 骨关节炎。

· 腰痛。

· 痛风发作（急性）。

· 神经痛。

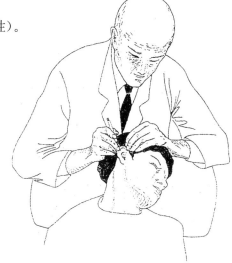

图 18　利用压力传感器寻找耳穴[4]

电子仪器检测

方法

电子仪器检测的本质是在病理条件下寻找神经血管复合体。不同的仪器（点检镜或电探测仪和刺激仪）选用不同的检测方法（图 19、图 20）。

仪器检测方法

- 耳穴周围的皮肤电阻 $R1$。
- 耳穴电阻 $R2$。
- 手的电阻（RH）

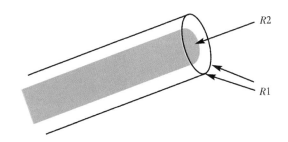

图 19　电探测仪图解

当 $\dfrac{RH - R1}{RH - R2} \neq 1$，那就意味着这里有耳穴。

注意：电子仪器检测受以下因素影响。

- 服用某些药物［如可的松或者高剂量的非甾体抗炎药（NSAIDs）］。
- 处于低大气压的环境下。

适应证

- 慢性疼痛。
- 功能性疾病。
- 心理问题。
- 烟瘾。

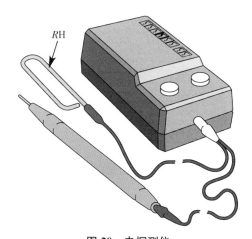

图 20　电探测仪

耳穴治疗方法

压力检测到的耳穴疗法

· 玻璃棒按摩穴位（图 21）。

· 非皮内耳针：保留 20 分钟。

· 非永久性耳针：小耳针保留数天（图 22、图 23）。*

· 激光：每个耳穴应该根据它的位置决定治疗频率与波段，例如区域 A、B、C、D、E、F、G（图 25、图 26）。

电检测到的耳穴疗法

· 大部分通过激光进行治疗。

· 也可以通过耳针（图 24）、非永久性的皮内针和电流进行治疗。

注：在 1973 年，半永久性耳针（aiguille semi permanente，ASP）系统由保罗·诺吉尔提出（使用永久性针）。

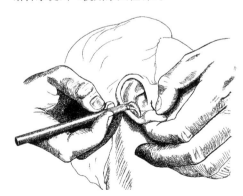

图 21　耳穴按摩

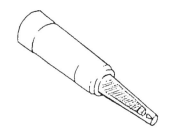

图 22　非永久性耳针[4]（SEDATELEC Irigny France，参见第 163 页）

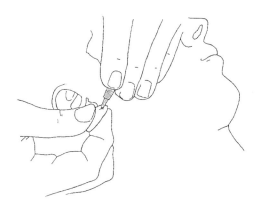

图 23　嵌入非永久性耳针[4]

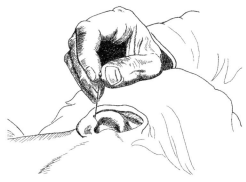

图 24　耳穴针灸

耳穴疗法适应证

疼痛

- 代谢性疾病。
- 外伤类疾病。
- 神经类疾病。

功能性疾病

- 心动过速。
- 便秘。
- 肠易激综合征。
- 慢性疲劳。
- 月经问题，如闭经或痛经。

成瘾性疾病

- 烟瘾。
- 苯二氮䓬类（镇静剂）的使用成瘾。
- 抗焦虑药的使用成瘾。

心理疾病

- 反应性抑郁症。
- 焦虑症。

皮肤病

- 湿疹。
- 银屑病。
- 脱发。

禁忌证

- 妊娠。

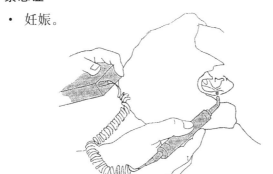

图 25　耳穴脉冲红外激光设备

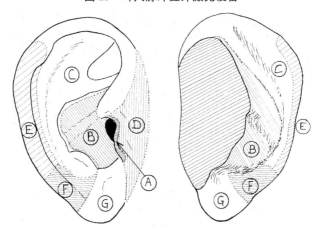

耳部激光治疗的不同区域

图 26　耳穴处予以对应区域的特定激光频率[4]

烟瘾

在我看来，每位烟瘾患者都是未察觉抑郁情绪的抑郁症患者。因为尼古丁能起到抗抑郁的作用。

治疗（图 27）

· 评估烟草依赖性。

· 只治疗情绪稳定有自主意愿的患者，禁用于情绪不稳定以及精神疾病患者。

· 在早上患者吸第一根烟前查看患者。

· 分别观察患者双耳。

· 用电探测仪定位耳穴。

· 指导患者刺激耳穴，健康饮食。

· 为了预防患者出现肥胖、复吸或心理疾病，要定期复查。

疗效

· 戒烟不难，难的是不出现复吸。

· 下面是我们观察到的治疗后的戒烟成功率。

1 个月：85％。

1 年：36％。

2 年：15％。

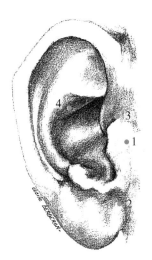

图 27　治疗烟瘾的耳穴

1. O 穴；2. 身心穴；3. 咽喉；4. 交感系统刺激点（位于对耳轮壁上的点）。

毒性瘢痕

毒性瘢痕可导致以下明显不相关疾病

- 慢性疲劳。
- 湿疹。
- 低血压。
- 过敏。
- 偏头痛。
- 头痛。

毒性瘢痕的特点

- 水平。
- 红色。
- 感觉异常。

治疗（图 28）

- 耳穴疗法非常有效。
- 用标准耳针（非皮内针）治疗并留针 20 分钟。患者 6 个月内应每周定期就诊。

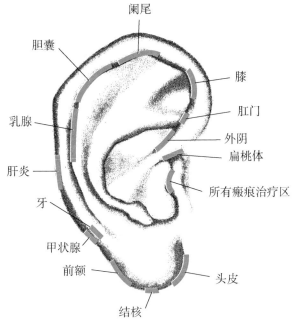

阑尾

胆囊

膝

肛门

乳腺

外阴

扁桃体

肝炎

所有瘢痕治疗区

牙

甲状腺

前额

头皮

结核

图 28 治疗毒性瘢痕的耳穴

肥胖

耳穴疗法不适用于内分泌疾病。另一方面，大量的实验室与临床研究表明在耳朵上使用耳针可以刺激下丘脑核，从而提高饱腹感，因此耳穴疗法可以用于对抗肥胖（图 29）。

疗法
针刺耳穴：

▶ 耳前与耳背的胃部穴位。

▶ 下丘脑。

▶ 饥点（结合处）。

耳针应结合饮食疗法。患者应每 15 天就诊一次。

1. 半自主饮食
早餐

- 茶或咖啡，使用少量奶油，但不能加糖。
- 2～3 片面包，使用少量黄油。

上午 10：00—10：30

- 1～2 个苹果或者 1 小杯草莓或覆盆子。

午餐

- 1 份沙拉，可包含：
- 红萝卜
- 生菜
- 土豆

- 黄瓜
- 油菜
- 豆类
- 1 杯饮料，可包含：
- 加奶油的脱脂酸奶
- 芥菜
- 柠檬
- 大蒜头
- 调味草本植物
- 1 小勺橄榄油或者葵花籽油
- 水煮或者油炸的鱼片。
- 一份蒸蔬菜，不添加黄油，例如：
- 洋蓟
- 豆类
- 意大利南瓜
- 菠菜
- 蔬菜杂烩（法国传统的蔬菜乱炖由洋葱、茄子、西葫芦、西红柿和辣椒组成）
- 芦笋
- 不得进食豌豆和胡萝卜。
- 不得进食面包、淀粉类食物、水果、酒。

下午 4：00—4：30
- 1 个苹果或 1 个梨子。

晚餐

- 1～2 片去脂肪的火腿，或者不加黄油的鸡蛋。
- 酸奶调配的沙拉。
- 一份熟的蔬菜。
- 不得进食豌豆和胡萝卜。
- 不得进食面包、淀粉类食物、水果、酒。

2. 每天进食 1500 kcal

早餐

- 奶茶或咖啡（250 mL）。
- 黄油（5 g）。
- 面包（40 g）。

午餐

- 蔬菜汤
- 炭烤牛排（150 g）。
- 绿豆（200 g）。
- 西红柿（100 g）。
- 黄油或者食用油。
- 苹果（200 g）。

晚餐

- 烹饪后的菊苣（200 g）。
- 鸡蛋（1 个）。
- 格鲁耶尔奶酪（50 g）。
- 梨子（1 个）。

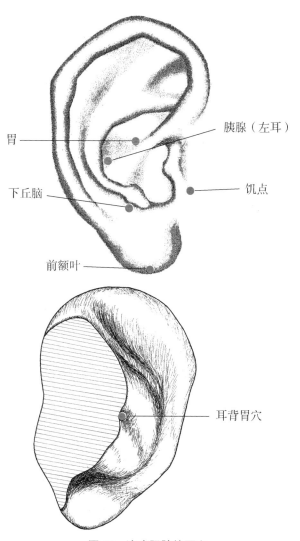

图 29　治疗肥胖的耳穴

便秘

每周排便少于两次提示存在便秘。

治疗（图 30）

· 每位患者应每 15 天接受一次耳穴疗法。耳穴治疗应使用非永久性耳针。

· 使用耳针的穴位：

– 左右耳的大肠穴

– 右耳的胆囊耳前耳背侧穴位

– 下丘脑穴

· 患者应该食用富含膳食纤维的食物和含有镁的治疗性液体，并且每天都要运动，如散步，这些都是必要的。

· 患者应该每天都在同一时间段上厕所，尽量避免使用泻药，因为药物很容易诱导便秘。

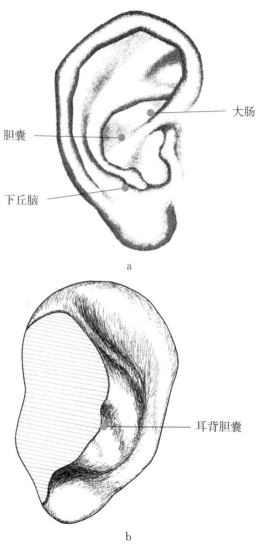

大肠

胆囊

下丘脑

a

耳背胆囊

b

图 30　治疗便秘的耳穴

坐骨神经痛

坐骨神经痛是可以避免的[8]。它是由姿势问题引起关节间隙狭窄。我们知道姿势的稳定性与脊柱周围的附属肌肉的紧张度相关，同时肌肉又受各种感受器调节，例如：

- 眼。
- 下颌。
- 足。
- 皮肤。

任何一个感受器出问题（眼部运动紊乱、咬合不正、扁平足、伤疤等）都可以引起脊柱旁肌肉痉挛，长期这样便会引起局部收缩。

治疗

在一个坐骨神经痛的病例中（图 31）：

- 疼痛治疗：
- L5～S1（腰 5 到骶 1）
- 耳中（膈）
- O 穴
- 病因治疗：
- 眼穴
- 下颌穴
- 瘢痕穴
- 并发症治疗：
- 尤其是颈椎穴位治疗［寰椎（第一颈椎）经常受到影响］

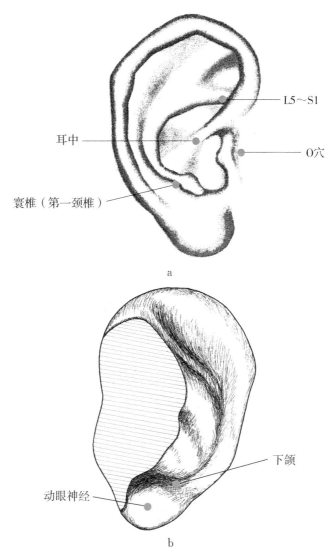

a

b

图 31 治疗坐骨神经痛的耳穴

女性不孕症

女性不孕症是耳针治疗师经常处理的疾病。某些女性尽管生物学或者影像学检查都显示正常，但是却无法怀孕。

治疗

在治疗的时候，我们应该进行分区段的处理（图32）。

1. 排除营养物质过敏。潜在的过敏体质会导致小肠的空肠受损，从而引起微量元素缺损，导致神经系统损伤。

2. 治疗所有明显的毒性瘢痕。

· 在预计月经来前 15 天进行一次耳针治疗。取以下耳穴：

– 前额叶

– 下丘脑

– 下垂体

– O 穴

– 卵巢

– 肝脏

· 每月进行一次治疗。

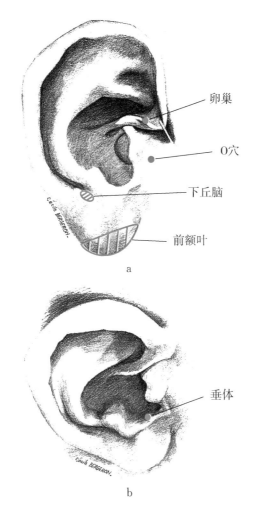

卵巢

O穴

下丘脑

前额叶

a

垂体

b

图 32　治疗女性不孕症的耳穴

痉挛（隐性手足搐搦）

痉挛（隐性手足搐搦）是一种好发于女性的疾病，需要长期高频地接受治疗。

治疗（图 33）

· 机体的离子环境必须保持动态平衡。为了实现这一点，需要促进在肠道黏膜水平上离子的交换。因此，我们必须寻找一种或多种营养过敏原。最常见的是对乳制品过敏。在大多数情况下，建议患者在几个月内避免食用任何乳制品（牛奶，奶酪，酸奶和其他乳制品）。

· 摄入小剂量的镁、锰、铜和锂等微量元素（oligoelement）。

·耳针治疗双管齐下治疗：

－ O 穴，左右耳

－ 肾上腺耳穴，左右耳，使用非永久耳针

注意：不要将营养过敏引起的吸收不良综合征与焦虑症混淆。

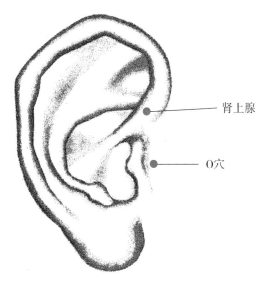

肾上腺

O穴

图 33　治疗痉挛（隐性手足搐搦）的耳穴

带状疱疹

耳穴疗法可以很快缓解因带状疱疹引起的疼痛。相应的耳穴可以使用压力探头定位。

治疗（图 34）

· 当患者在病情发作的最初几小时内接受治疗，可以看到显著的疗效。

– 确定受影响的皮区（如 D6）。

– 针刺耳中并处理 D6 矢径。这是一条假想的线，起源于耳中，并在对耳轮上穿过 D6 点。

– 沿着线路的疼痛点用压力探针和插入这些位置的标准针来识别。记得要探查对耳轮壁和耳轮边缘。

· 症状控制后，应尝试找到患者发病的原因。

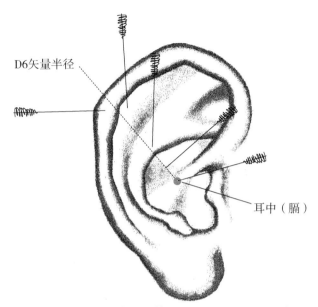

D6矢量半径

耳中（膈）

同侧耳（第0，3，5，7，15和30天）

图34 治疗带状疱疹的耳穴

反射性交感神经营养不良综合征（肩-手综合征）

反射性交感神经营养不良综合征表现为创伤后反射性动脉血管收缩引起的疼痛和循环问题。

治疗（图 35、图 36）

这种疼痛和慢性疾病可以通过针刺特定的耳穴来缓解。

· 在上肢的反射性交感神经营养不良综合征：

− 星状神经节指向 C7 矢径上的对耳轮前壁，使用电传感器定位

− 肩部和手部的耳穴，使用压力探头定位

· 在下肢的反射性交感神经营养不良综合征：

− 位于前对耳轮壁上的 L1～L2 矢径上的腰交感神经节耳穴，通过电极检测定位

− 臀部和足部耳穴

· 治疗应每 15 天进行一次。

· 以频率为 A，B，E，G 的红外激光照射作为辅助治疗。

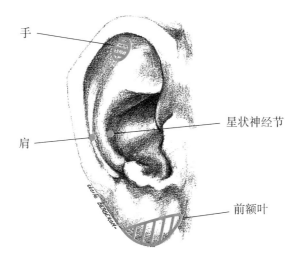

手

星状神经节

肩

前额叶

图 35　治疗上肢反射性交感神经营养不良综合征的耳穴

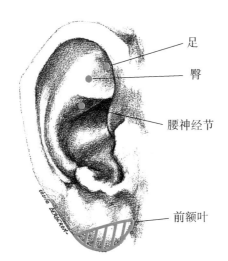

足

臀

腰神经节

前额叶

图 36　治疗下肢反射性交感神经营养不良综合征的耳穴

肩部疼痛

肩部疾病很常见，并且对耳穴疗法反应良好。

治疗（图 37）

- 识别并治疗任何**口腔病灶**。可检查：
- 顶端肉芽肿
- 囊肿
- 口腔中两种不同金属之间的电流
- 智齿阻生
- 检查以下区域的**身体同侧耳朵**的耳穴：
- 上颌
- 肩
- 眼
- 三叉神经
- O 穴
- 耳中
- 星状神经节
- **如果可以使用红外激光**，用频率为 A 和 E 的红外光照射肩部疼痛区域的耳穴。

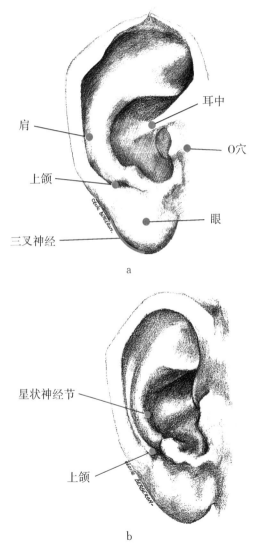

肩

耳中

O穴

上颌

眼

三叉神经

a

星状神经节

上颌

b

图 37　治疗肩部疼痛的耳穴

老年脊柱疾病

耳穴疗法是一项治疗老年人骨关节炎疾病的有效技术。单独使用可替代抗炎和镇痛药物的应用。

治疗（图 38）

应该定期进行治疗，通常是每月 1 次，有时可以每两周 1 次。

- O穴：双耳。这两穴位用 Agiscop 定位。
- 可以用压力探针检查双侧对耳屏和对耳轮的耳穴。用标准耳针治疗并保留 20 分钟。

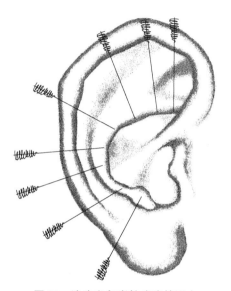

图 38　治疗老年脊柱疾病的耳穴

纤维囊性乳腺病与乳痛症（乳房疼痛）

乳痛症在西方国家非常普遍。在法国，1/10 的女性患乳腺癌；而在中国，该疾病发病率为 1/80。许多女性患有纤维囊性乳腺病和乳房疼痛。

治疗（图 39）

- 肝：右耳，通过电极检测定位。
- 下丘脑：右耳或左耳，通过电极检测定位。
- 垂体：外耳底部。右耳或左耳，通过电极检测定位。
- 乳腺：在耳垂上，通过压力探头定位。
- 卵巢：通过电极检测定位。

治疗应该每个月进行一次。

配套饮食方案

要避免的食物：牛奶，奶酪，酸奶和其他与乳制品有关的食品；牛肉和小牛肉；咖啡和茶。

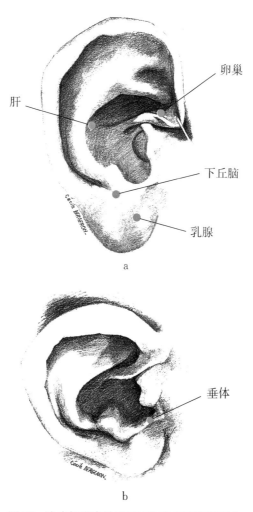

卵巢

肝

下丘脑

乳腺

a

垂体

b

图 39　治疗纤维囊性乳腺病与乳房疼痛的耳穴

偏头痛

尽管通过常规医学治疗偏头痛难以达到好的疗效，但可以通过耳穴疗法缓解或治愈。

治疗（图 40）

· 识别任何动眼神经功能障碍，并通过耳穴疗法或眼部运动训练治疗。

· 根据需要治疗毒性瘢痕（参见第 30 页）。

· 治疗任何牙科病灶：牙科病灶是指一种疼痛或无痛性的牙科病理，它会引起明显不相关的症状。

· 如果有指征，治疗第一肋骨综合征。

· 消除任何营养过敏或类过敏。

检查以下几个穴位：

－ 在耳郭的后部：

眼

下颌

寰椎（第一颈椎）

第一肋骨

骨盆

－ 在耳郭的前方：

O 穴

眼

上颌骨

丘脑

下丘脑

右耳肝

左耳胰腺

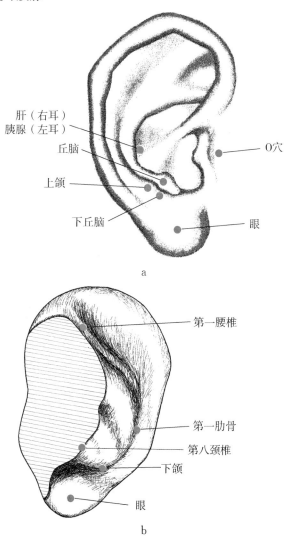

图 40　治疗偏头痛的耳穴

抑郁症

有 3 种类型的抑郁症适合用耳穴疗法。

1. 反应性抑郁症

治疗

反应性抑郁症需要早期治疗。针刺的穴位是（图 41）：

- E 区穴位：它们需要快速连续的针刺，耳针保留 1 秒。
- O 穴：右耳和左耳用半永久性耳针。
- 前额叶：用半永久性耳针（图 41）。

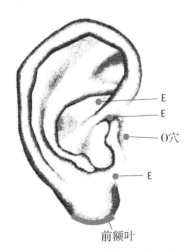

图 41 治疗反应性抑郁症的耳穴

2. 季节性抑郁症

季节性抑郁症主要发生于冬季，表现为抑郁悲伤和体重增加。

治疗

右耳或左耳的脑下垂体耳穴使用半永久性耳针针刺。患者在规律的固定时间内接受强光照射 30 分钟（图 42）。

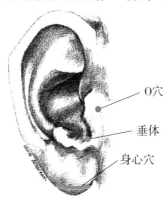

O穴

垂体

身心穴

图 42　治疗季节性抑郁症的耳穴

3. 产后抑郁症

通常被称为"婴儿蓝调"，产后抑郁常常是会阴的毒性瘢痕所致。治疗方法是在耳轮升支上刺两针（图 43）。

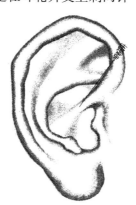

图 43　治疗产后抑郁症的耳穴

第一肋骨综合征

注意

严格地说，该综合征不是耳穴疗法的适应证，实际上它是耳穴治疗的难点。第一肋骨头在一些创伤或物理劳损之后移位并且机械性地刺激星状神经节，引起广泛的病症：

- 经常急性腹泻（由于肠道运输加速）。
- 头痛。
- 视觉障碍。
- 血压问题。
- 胸闷。
- 三叉神经痛。
- 上肢反射性交感神经营养不良。

诊断

第一肋骨综合征的诊断基于 3 个标准：

- 存在可能的颈部创伤。
- 触诊第一肋骨疼痛。
- 左右桡动脉脉搏不对称。这是由于肾上腺素能冲动引起的动脉的应激反应。

治疗

第一肋骨综合征应通过手法或规定动作重新复位。

耳穴的定位（图 45）

- 在耳郭的后部，对应第一个肋骨点。

• 在对耳轮的前侧壁，右侧矢径 C7，对应星状神经节点。

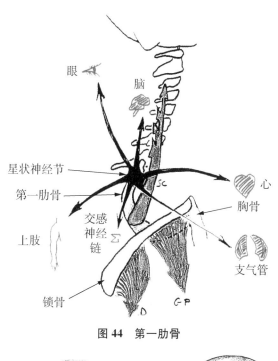

图 44　第一肋骨

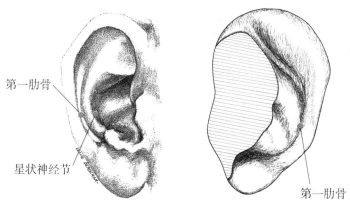

图 45　治疗第一肋骨综合征的耳穴

低血压

低血压多见于女性，表现出与营养相关疾病相似的症状，这些症状包括头痛、便秘、疲劳、痉挛等。

评估低血压患者
- 评估皮肤纹理：是薄还是厚？
- 大腿上是否有斑驳的色斑？

这两个迹象表明对乳蛋白过敏。

治疗（图 46）
治疗任何明显的毒性瘢痕（参见第 30 页）。
- 耳穴位置：
- 拇指——有升压作用
- 对耳轮前壁上的交感神经
- 肝
- 下丘脑
- 饮食建议：
- 定期吃甘草糖
- 摄入加盐的矿泉水

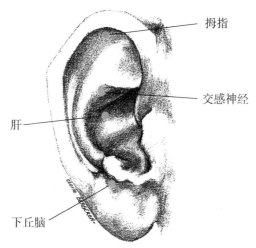

拇指

交感神经

肝

下丘脑

图 46　治疗低血压的耳穴

食物过敏

饮食过敏影响着很多人。由于大多数情况下饮食过敏是隐性的，几乎没有明显症状，因此一个人往往没有觉察到自己食物过敏的情况。

一般症状
- 疲劳，偶尔突然发生嗜睡。
- 食欲障碍。

胃肠道症状
- 肠蠕动减缓。
- 肠道疼痛。
- 肠胃胀气有恶臭。
- 腹泻或便秘。
- 肛门瘙痒。

关节症状
- 特发性关节疼痛。

妇科症状
- 乳房疼痛。
- 经前综合征。
- 性功能障碍。

神经症状

- 偏头痛。
- 一般头痛。
- 焦虑。
- 痉挛/手足搐搦。
- 抑郁症。

皮肤症状

- 易发痤疮。
- 部分或全部脱发。
- 湿疹。
- 日光性荨麻疹。

心血管症状

- 心动过速。
- 血压升高或降低。
- 下肢水肿。
- 肺动脉高压。
- 哮喘。
- 支气管炎。

诊断

通过中断可疑食物后重新进食可疑食物。

治疗

停止食用变应原。主要的变应原有：食用色素，食品防腐剂，谷物，奶制品，柑橘类水果，西红柿，茶，咖啡和鸡蛋。

治疗的耳穴（图 47）

- 肝。
- 胰。
- 大肠。
- O 穴。
- 下丘脑。
- 过敏。

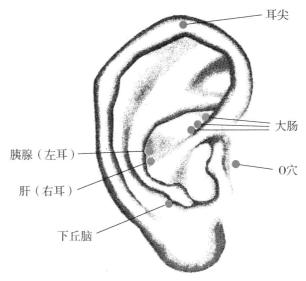

图 47　治疗食物过敏的耳穴

大脑偏侧性功能障碍

每侧耳朵对应着对侧的大脑半球（图 48、图 49）。

基本概念

· 在右利手的人中，大脑的左半球控制着逻辑、抽象和数学思维。

· 右半球控制视觉、听觉、艺术和经验思维。

· 90％的人是右利手，他们的语言中心位于左半球。

· 1％的人是真正的左利手，他们的语言中心位于右半球。

· 9％的人是偏侧化不全的左利手，他们的语言中心位于左侧半球。

· 动物不显示半球形偏侧优势。

· 不对称是一种解剖学概念。

· 偏侧化是一个功能性的概念。

病理

· 右半球活动过度：

－ 在心理创伤、大脑额叶区域创伤或戒烟后可能会出现过敏、多动、焦虑、痛苦和抑郁症。

· 左半球活动过度：

－ 出现于脱离现实的抽象思维，双相情感障碍的躁狂期，精神病状态。

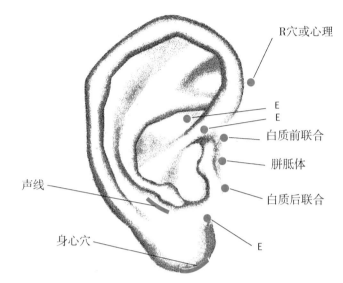

图 48　检测耳穴与耳区来发现大脑偏侧

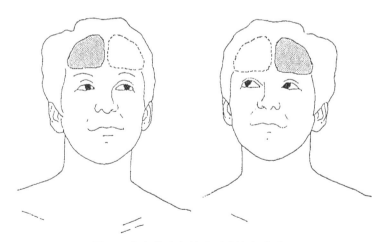

图 49　凝视的方向偏移到功能半球对面

银屑病

银屑病被认为是神经性皮炎或皮肤神经症，而其在病理生理学方面至今未知。

治疗

通过耳针治疗有时可以产生显著效果。患者应该接受每周 1 次，共 30～40 次的治疗。通常至少经过 15 次治疗后，病情才开始改善。

治疗的耳穴

- O 穴。
- 肝。
- 身心穴。
- 耳轮边缘。

耳轮边缘穴位应在从后方轻微的针刺（图 50）。

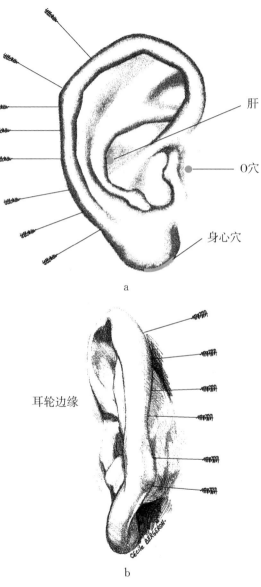

肝

O穴

身心穴

a

耳轮边缘

b

图 50 治疗银屑病的耳穴

三叉神经痛

这种疾病有时疼痛难以忍受，适合通过耳穴疗法治疗。

治疗（图 51）

· 视其为第一肋骨综合征治疗（参见第 58 页）：

– 手法复位

– 耳穴治疗：

第一肋骨

星状神经节

· 治疗存在的牙齿问题：

– 牙科治疗

– 通过针刺：

耳朵上的牙齿穴

· 耳针向疼痛对侧耳垂边缘切刺。

· 同侧丘脑穴（对耳屏）。

· 如果可能的话，在疼痛的三叉神经区域用 A、B、E 和 C 频率的红外激光治疗。

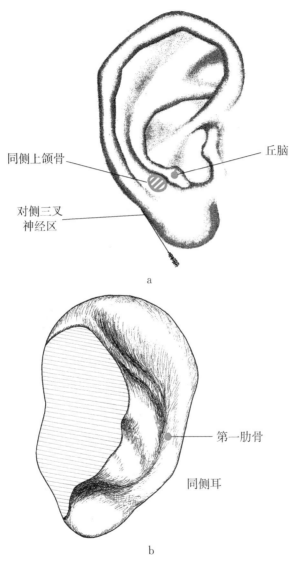

同侧上颌骨

丘脑

对侧三叉
神经区

a

第一肋骨

同侧耳

b

图 51　治疗三叉神经痛的耳穴

急性痔疮

急性痔疮应用耳穴治疗后疼痛和出血可迅速消退。

治疗
遵守以下饮食和卫生规则：
- 避免热水澡和淋浴。
- 每天定时散步。
- 每次排便后用冷水清洗。
- 避免摄入：
- 猪肉
- 咖啡
- 茶
- 辣椒和香料
- 酒

治疗的耳穴（图 52）
- 位于耳甲艇的痔疮耳穴。
- 骶骨交感。
- 下丘脑。

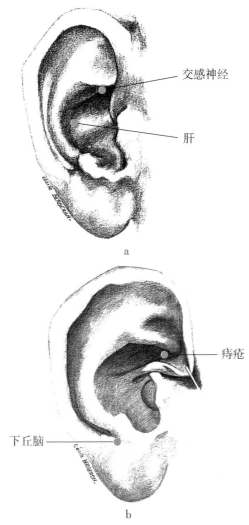

交感神经

肝

痔疮

下丘脑

a

b

图 52　治疗急性痔疮的耳穴

痛苦和焦虑

焦虑是没有焦点的恐惧，痛苦是焦虑的躯体化形式。

要牢记的一些要点

- 焦虑对于某些动物来说是本能。
- 痛苦源于自主神经系统的参与。
- 焦虑和痛苦不一定是精神障碍的症状。

一些建议

- 焦虑者应该调整饮食。某些食物会引发过敏，如乳制品、谷物、鸡蛋、西红柿和巧克力。其他食物含有可以增加焦虑感的活性成分，例如：
  - 某些含酒精的饮料
  - 甲壳类动物
  - 食品防腐剂
  - 人造食用色素
- 如果可能的话，尽量避免使用抗抑郁药，有时疾病并不能被治愈而仅仅是症状被掩盖了。
- 检查焦虑的物理来源，例如：
  - 胸廓出口综合征
  - 脊柱疾病
  - 食管裂孔疝
  - 尾椎偏侧

治疗

使用定期的耳穴治疗，穴位如下（图 53）：

- 眼。
- 皮质下。
- 对耳轮。
- 胃。
- 过敏。
- 皮质。
- 对耳轮前壁穴。
- O 穴。
- 肾。
- 胰腺。

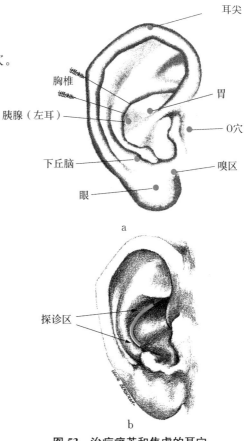

a

b

图 53　治疗痛苦和焦虑的耳穴

注意缺陷多动障碍

寻找疾病的饮食因素

最常见的原因如下：

- 食用色素和防腐剂（79％）。

- 大豆（73％）。

- 牛奶（64％）。

- 巧克力（59％）。

- 葡萄/葡萄干（50％）。

- 小麦（49％）。

- 橘子（45％）。

- 牛奶奶酪（40％）。

- 鸡蛋（39％）。

- 花生（32％）。

- 玉米（29％）。

- 鱼（23％）。

- 燕麦（23％）。

- 甜瓜（21％）。

- 西红柿（20％）。

- 火腿（20％）。

治疗（图 54）

可以使用的耳穴：

- 耳尖。

- 肝。

- 胰腺。

- 神经衰弱穴。
- O 穴。
- R 穴。
- 前额叶。

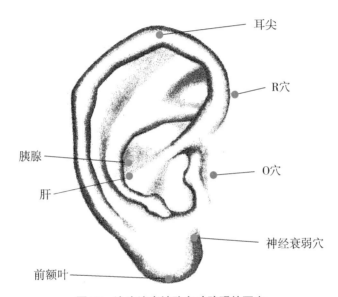

图 54 治疗注意缺陷多动障碍的耳穴

慢性进行性多关节炎

治疗方法是饮食和耳穴双管齐下。

1. 膳食

以下食物最有可能加重多关节炎[10]（括号中的数字表示敏感个体的百分比）。

食物（敏感个体 %）

- 玉米（56%）。
- 小麦（54%）。
- 猪肉（39%）。
- 橘子（39%）。
- 牛奶（37%）。
- 燕麦（37%）。
- 黑麦（34%）。
- 鸡蛋（32%）。
- 牛肉（32%）。
- 咖啡（27%）。
- 大麦（24%）。
- 奶酪（24%）。
- 葡萄柚（24%）。
- 西红柿（20%）。
- 坚果（20%）。
- 蔗糖（17%）。
- 黄油（17%）。

- 羊肉（17％）。

2. 每 15 天进行一次抗炎耳穴治疗

- 促肾上腺皮质激素。
- 皮质醇。
- 耳尖。
- 肝。
- 胰腺。

治疗（图 55）

- 对促肾上腺皮质激素耳穴和皮质醇耳穴用标准（非皮内）针仅治疗 1 秒。
- 使用耳穴治疗多关节炎的同时运用关节炎的抗炎药物和金盐进行治疗。

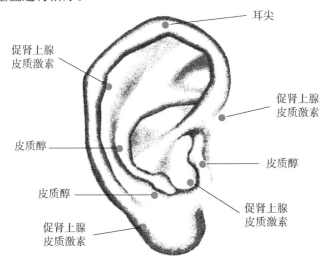

图 55　治疗慢性进行性多关节炎的耳穴

哮喘

无论根本原因是什么，要谨记饮食调理可能是治疗哮喘的决定因素。

根据 D. G. Wraith 可知最有可能引起哮喘的食物[11]

15 岁以下
- 牛奶（58%）。
- 鸡蛋（36%）。
- 食用色素（33%）。
- 小麦（6%）。
- 其他（35%）。

（奶酪，鱼，巧克力，大豆，柑橘类水果，鸡肉，榛子，玉米，燕麦，黑麦）。

15 岁以上
- 牛奶（59%）。
- 鸡蛋（20%）。
- 小麦（32%）。
- 食用色素（11%）。
- 防腐剂（10%）。
- 其他（63%）。

主穴（图 56）
- 肝。

- 胰腺。
- O穴。
- 支气管。
- 过敏。

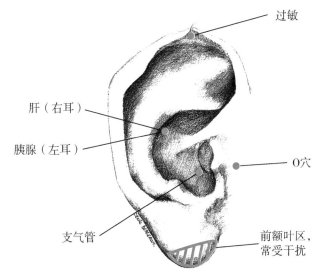

图 56　治疗哮喘的耳穴

耳背解剖

耳背面又称乳突面。它具有比前部更小的表面积并且具有两个显著的耳沟（图 57）。

颅耳沟

该耳沟是颅骨和耳郭之间的交界。眼部的太阳穴尖端就位于这个凹槽中。一个重要的凹陷位于该凹槽的中心——中央颅后窝。

对耳轮后沟

该沟在耳背侧垂直延伸。

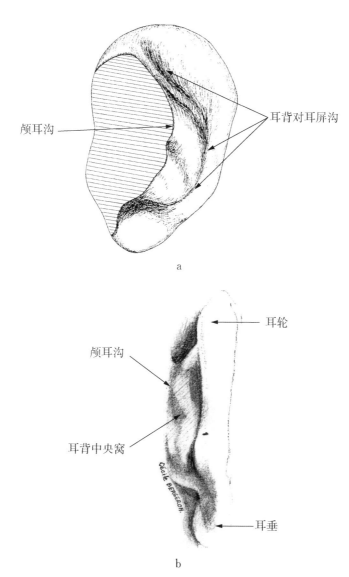

颅耳沟

耳背对耳屏沟

a

耳轮

颅耳沟

耳背中央窝

耳垂

b

图 57　耳背解剖结构

耳背表面中胚层定位（图 58 至图 61）

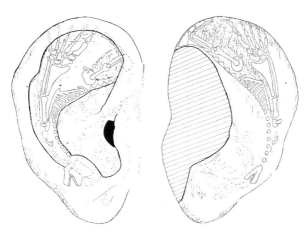

图 58 骨关节的体表映射区（参考雷内·布迪奥尔）

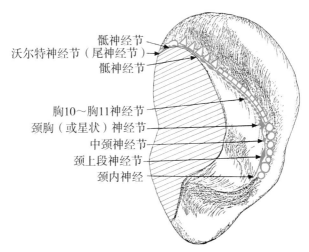

骶神经节
沃尔特神经节（尾神经节）
骶神经节
胸10～胸11神经节
颈胸（或星状）神经节
中颈神经节
颈上段神经节
颈内神经

图 59 耳乳突面的脊柱旁神经节代表区[7]（参考雷内·布迪奥尔）

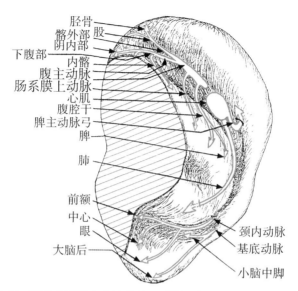

胫骨
髂外部　股
阴内部
下腹部
内髂
腹主动脉
肠系膜上动脉
心肌
腹腔干
脾主动脉弓
脾
肺
前额
中心
眼
大脑后

颈内动脉
基底动脉
小脑中脚

图 60　耳乳突面的心血管代表区域[7]（参考雷内·布迪奥尔）

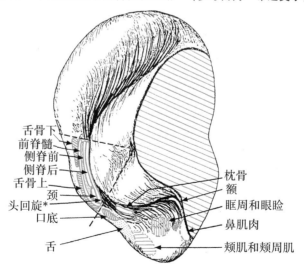

舌骨下
前脊髓
侧脊前
侧脊后
舌骨上
颈
头回旋*
口底
舌

枕骨
额
眶周和眼睑
鼻肌肉
颊肌和颊周肌

图 61　耳乳突面颈部肌肉的代表区域（参考雷内·布迪奥尔）
注：弯曲、伸展和旋转颈部，并抬高肩膀的肌肉。

耳背表面内胚层定位（图 62 至图 64）

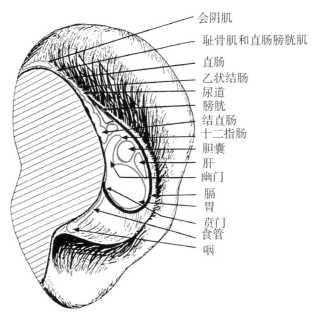

会阴肌
耻骨肌和直肠膀胱肌
直肠
乙状结肠
尿道
膀胱
结直肠
十二指肠
胆囊
肝
幽门
膈
胃
贲门
食管
咽

图 62　右耳乳突面消化系统代表区域[7]（参考雷内·布迪奥尔）

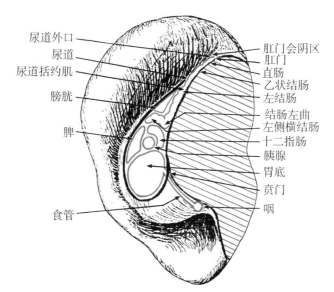

尿道外口
尿道
尿道括约肌
膀胱
脾
食管

肛门会阴区
肛门
直肠
乙状结肠
左结肠
结肠左曲
左侧横结肠
十二指肠
胰腺
胃底
贲门
咽

图 63 左耳乳突面消化系统代表区域[7]

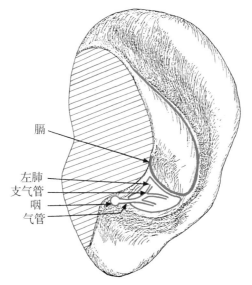

膈
左肺
支气管
咽
气管

图 64 耳乳突面呼吸系统代表区域[7]

耳背表面外胚层定位 （图 65 至图 68）

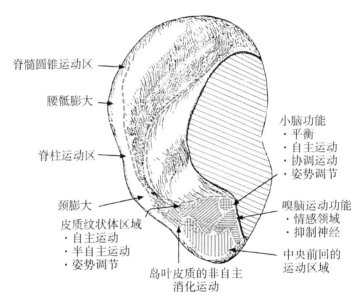

脊髓圆锥运动区

腰骶膨大

脊柱运动区

颈膨大

皮质纹状体区域
· 自主运动
· 半自主运动
· 姿势调节

岛叶皮质的非自主
消化运动

小脑功能
· 平衡
· 自主运动
· 协调运动
· 姿势调节

嗅脑运动功能
· 情感领域
· 抑制神经

中央前回的
运动区域

图 65　运动功能耳区[7]（参考雷内·布迪奥尔）

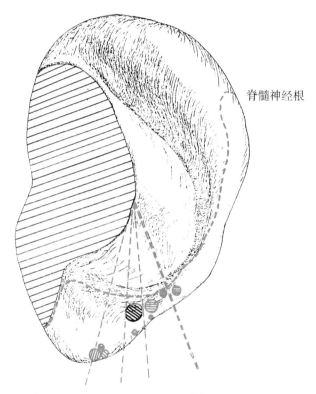

脊髓神经根

图 66 脊髓、脑干以及脑神经核团耳区[7]（参考雷内·布迪奥尔）

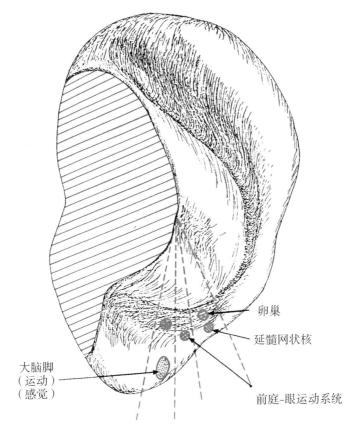

卵巢

延髓网状核

大脑脚
（运动）
（感觉）

前庭-眼运动系统

图 67　脑干耳区[7]（参考雷内·布迪奥尔）

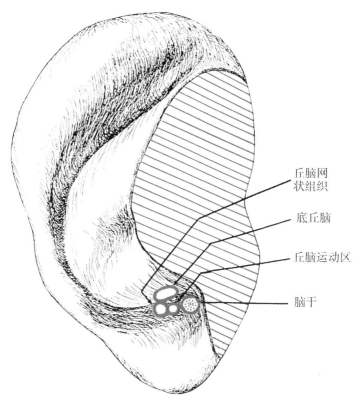

丘脑网
状组织

底丘脑

丘脑运动区

脑干

图 68　锥体外束运动区耳区[7]　（参考雷内·布迪奥尔）

耳背重要的耳穴

耳朵前表面上的耳穴主要与感觉功能有关，而耳背的耳穴主要与运动功能有关（图 69）。例如：

- 眼睛：会聚问题，斜视。
- 上颌骨：颞下颌关节紊乱。
- 肩膀：肩胛带不平衡。
- 骨盆：骨盆倾斜。
- 直肠：大便失禁。
- 膀胱：尿失禁。
- 胃：胃痉挛。

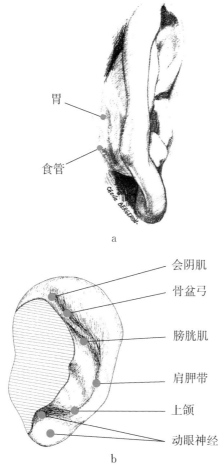

胃

食管

a

会阴肌

骨盆弓

膀胱肌

肩胛带

上颌

动眼神经

b

图 69　与运动功能有关的耳穴

耳穴位置的几何关系

耳朵上的病理性穴位常常呈现出某种结构，并且有时以几何线条排列（图 70）。

· 边界耳穴（位于耳轮边缘）通常由一条穿过躯体耳穴的矢径定义，其对该躯体耳穴有增强效果。矢径是一条虚拟的线，其起始于耳中并且穿过某个椎骨或器官对应的耳穴。

· 边界耳穴影响沿其矢径上的所有耳穴。

· 由连接耳穴的线所形成的角度通常呈 30°。

· 任何与边缘耳穴的连线呈 30°的耳穴影响对应的边缘耳穴及其矢量区域耳穴。

· 应使用量角器测量连接耳穴线之间的角度。

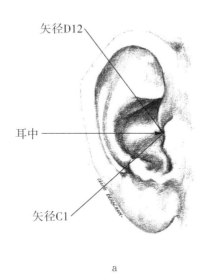

a

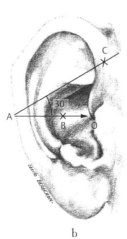

b

图70　耳穴 **A** 会影响耳穴 **B**，因为耳穴 **B** 位于耳穴 **A** 的矢
径上。耳穴 **C** 对 **A** 和 **B** 都有影响，∠OAC＝30°

耳穴协同疗法

谐波系统（图 71）

协同耳穴一般在通过耳中的矢径上。这是一个谐波系统，在这种情况下，单个耳穴治疗就足够了，即位于该矢径耳轮上的外部耳穴。该系统通常用于肋间区域。

非谐波系统（图 72）

在这种情况下，三个或更多耳穴协同，但它们不会形成通过耳中的矢量。经过这些穴位的线与另一条经过耳中的线相交叉可形成 30°角，我们使用量角器定位落在 30°角顶点上的穴位。一条线必须通过耳中。针刺时，派生穴将拮抗其他耳穴，这称为二次谐波穴（secondary harmonic point）。

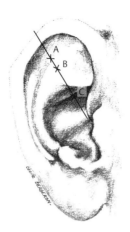

图 71　谐波系统

　　如果三个点 A、B 和 C 相协同，并且如果它们在一条经过耳中的矢径上，那么耳轮边缘和矢径的交点耳穴 D，单独使用就可以起治疗作用。

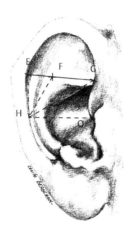

图 72　非谐波系统

　　如果三个点 E、F 和 G 相协同，但它们不位于矢径上，则我们要定位另一个可以形成 30°角的 H 点。这个单耳穴可以单独起治疗作用。

优先考虑的耳穴

根据耳穴在耳郭上的位置确定重要性

耳穴的选择与治疗顺序至关重要。治疗结果随耳穴的治疗顺序变化。

以下两个简单的规则适用于 90％会遇到的情况：

- 根据以下顺序对耳穴进行针刺：
- – 由颈浅表神经丛支配的区域中的耳穴（图 73）
- – 受三叉神经支配的区域耳穴（CNV）（图 74）
- – 由迷走神经支配的区域中的耳穴（CNX）（图 75）
- 在任何给定区域中，应首先处理距离耳中最远的耳穴（图 76）。

根据耳穴针对应症状进行优先排序

如果两个耳穴对称地位于双耳上，或者两个耳穴彼此非常接近，则可以选择：

- 使用压力探针法定位找到最敏感耳穴。
- 使用电极检测器找到阻力最小的耳穴。

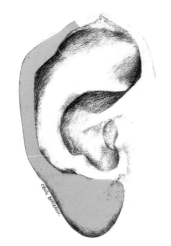

图 73　颈浅表颈丛神经支配区域

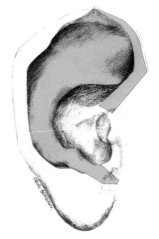

图 74　三叉神经支配区域（CNV）

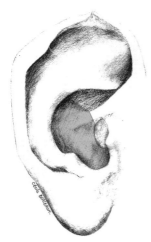

图 75　迷走神经支配区域（CNX）

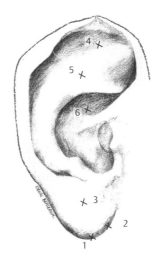

图 76　耳穴 1～6 按照以上顺序针刺

保罗·诺吉尔区段理论

区段理论是由保罗·诺吉尔在 20 世纪 80 年代初提出的。该理论提出以下发现：

当针刺耳朵上的耳穴时，经常观察到一个主要和两个次要效应。主要效应可能源于外胚层、中胚层或内胚层（图 77）。

· 如果针刺该耳穴主要影响的是**外胚层**，则次要影响将是中胚层和内胚层。

· 如果主要影响的是**中胚层**，那么次要影响将是外胚层和内胚层。

· 如果主要影响的是**内胚层**，那么次要影响将是外胚层和中胚层。

因此，保罗·诺吉尔描述了耳朵上的 3 个区域：T1、T2 和 T3。他还描述了 3 个组织层：浅层、中层和深层。当针被插入耳朵时，它穿过 3 个组织层。这解释了由针引起的三种显著的影响。在保罗·诺吉尔区段理论中，3 种不同的身体区域分别投射到每个组织层上：

· **倒置胎儿**的躯体位置。

· **卧式成人**的躯体位置。

· **成年人直立**的躯体位置。

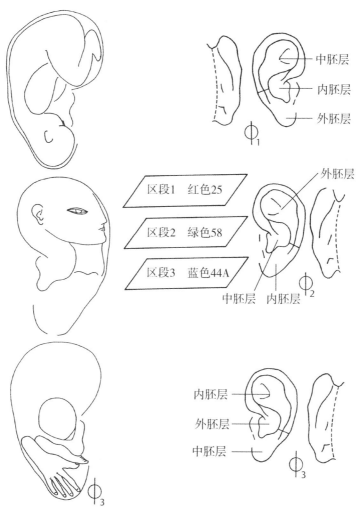

区段1　红色25

区段2　绿色58

区段3　蓝色44A

中胚层

内胚层

外胚层

外胚层

中胚层　内胚层

内胚层

外胚层

中胚层

图 77　三种躯体位置在耳朵上的叠加（参考保罗·诺吉尔）

区段理论临床应用现状及当代展望

目前对区段理论的解释

当保罗·诺吉尔发表他的区段理论时，耳穴的结构还不清楚，如今神经血管复合体的发现，让我们很难不承认 3 个叠加体位投影的存在。另一方面，刺激耳朵上的耳穴时，神经系统可以将刺激在几个层面上整合。巴黎大学的大卫·阿利姆（David Alim）[12] 认为这些整合水平可能是：

- 髓质。
- 丘脑。
- 皮质。

我们将这些整合的级别称为 1、2、3 三个层次（图 78）。

2002 年在波多黎各举行的国际研讨会上，一个由约翰·阿克曼博士（Dr. John Ackerman）、布莱恩·弗兰克（Bryan Franck）、米歇尔·马里南和拉斐尔·诺吉尔组成的工作小组提出了区段的定义：这些区段是身体在耳朵上的瞬时神经学表征。它们是大脑对信息的综合性整合结果，包括环境信息的输入（而这会导致一些生理或病理状态）。

区段理论应用

区段 1 在大多数病例中被应用，其在所有耳图中均有描述。当临床反应不满意时，必须在其他级别搜索耳穴。这些耳穴可以使用电极检测方法识别，并用耳针处理。

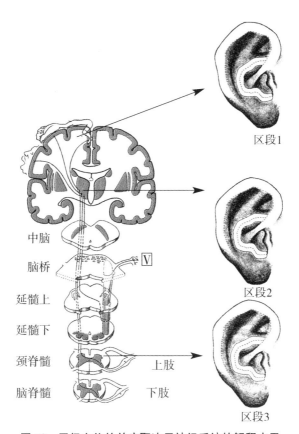

图78　层级穴位的效应取决于神经系统的解释水平

皮质水平解释＝区段 1

丘脑水平解释＝区段 2

髓质水平解释＝区段 3

区段 1（图 79、图 80）

- 在约 90％的病例中观察到该区段。
- 它是研究最多，了解最多的区段。
- 保罗·诺吉尔将其描述为组织代谢区段。

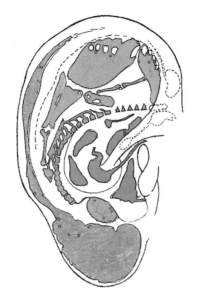

图 79　耳区定位（保罗·诺吉尔，1977）

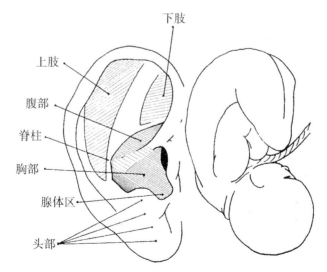

图 80　耳区与胎儿的对应区域（保罗·诺吉尔，1969）

区段 2

根据保罗·诺吉尔的理论，这个区段对应于该位置的神经相关方面（图 81 至图 83）。

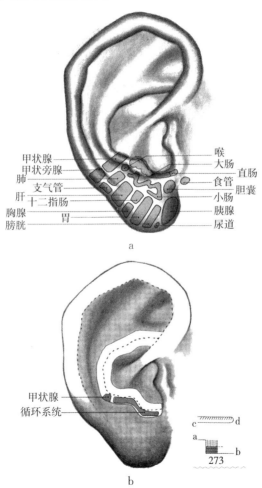

图 81 内胚层区段 2（参考保罗·诺吉尔）

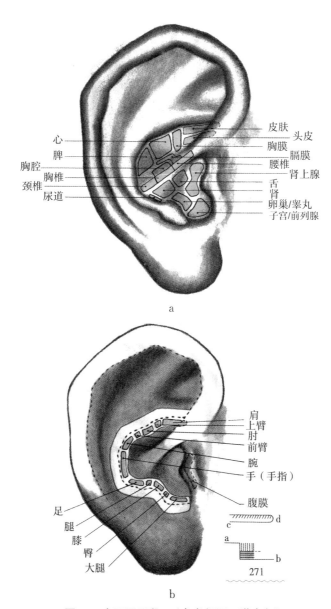

心
脾
胸腔
胸椎
颈椎
尿道

皮肤
头皮
胸膜
膈膜
腰椎
肾上腺
舌
肾
卵巢/睾丸
子宫/前列腺

a

肩
上臂
肘
前臂
腕
手（手指）
腹膜

足
腿
膝
臀
大腿

c　d
a
b
271

b

图 82　中胚层区段 2（参考保罗・诺吉尔）

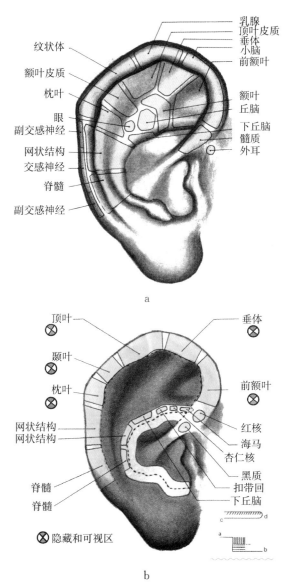

乳腺
顶叶皮质
垂体
小脑
前额叶

纹状体
额叶皮质
枕叶
眼
副交感神经
网状结构
交感神经
脊髓
副交感神经

额叶
丘脑
下丘脑
髓质
外耳

a

顶叶
⊗

颞叶

枕叶
⊗

网状结构
网状结构

脊髓
脊髓

垂体
⊗

前额叶
⊗

红核
海马
杏仁核
黑质
扣带回
下丘脑

⊗ 隐藏和可视区

b

图 83　外胚层区段 2（参考保罗·诺吉尔）

区段 3（图 84 至图 86）

"这个区段基本上与个人的精力状态相关联。"（保罗·诺吉尔）

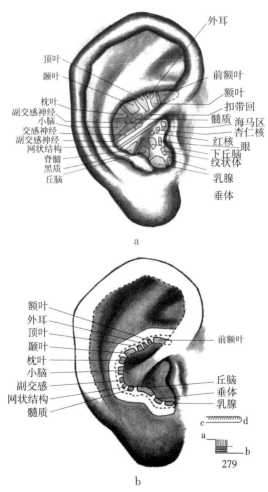

图 84　外胚层区段 3（参考保罗·诺吉尔）

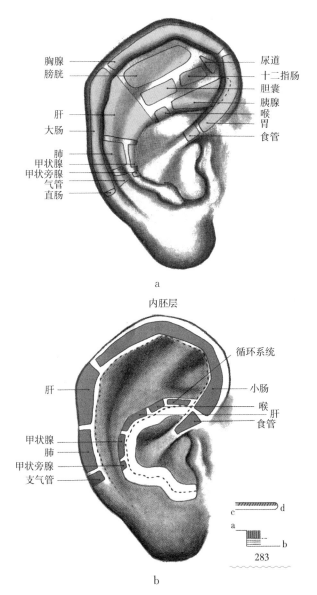

胸腺
膀胱

尿道
十二指肠
胆囊
胰腺
喉
胃
食管

肝
大肠

肺
甲状腺
甲状旁腺
气管
直肠

a

内胚层

循环系统

肝

小肠
喉
肝
食管

甲状腺
肺
甲状旁腺
支气管

283

b

图 85　内胚层区段 3（参考保罗·诺吉尔）

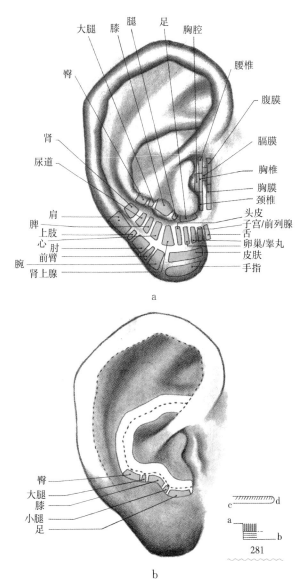

大腿　膝　腿　足　胸腔

臀

腰椎

腹膜

肾

膈膜

尿道

胸椎

胸膜

颈椎

肩

头皮

脾

子宫/前列腺

上肢

舌

心

肘

卵巢/睾丸

前臂

皮肤

腕

肾上腺

手指

a

臀

大腿

膝

小腿

足

c ⟍⟍⟍⟍⟍ d

a

b

281

b

图 86　中胚层区段 3（参考保罗·诺吉尔）

耳-心反射（ACR），即血管自主信号（VAS）

1968 年，保罗·诺吉尔偶然发现，当他刺激耳朵的某些耳穴时，他感觉到患者的动脉搏动发生了变化。有时脉搏变得更强，有时脉搏变得更弱。他认为刺激耳穴和心脏活动之间存在相关性。他将此现象命名为耳-心反射（图 87）。

最终，保罗·诺吉尔意识到任何对皮肤的刺激都会引起血管反应（图 88）。在皮埃尔·马格宁（Pierre Magnin）的建议中，术语耳-心反射（ACR）被血管自主信号（VAS）取代。

· 这种动脉现象也被称为"诺吉尔动脉反射"。

· 实际上，耳-心反射、血管自主信号和诺吉尔的动脉反

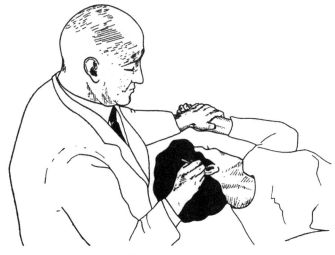

图 87　脉冲检查耳-心反射的方法

射指的是同样的现象。

· 耳-心反射是机体对疼痛，皮肤刺激，情绪或任何异常情况的反应。

· 如果掌握了诊脉技术，我们就可以利用耳-心反射评估机体的适应能力。

· 耳－心反射已成为许多研究的主题。然而，到目前为止，没有程序能够完全可靠地记录这种现象。

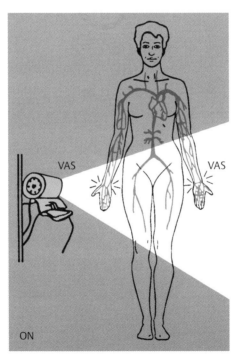

图88　生物体对外部刺激的反应是无意识的血管反应

如何感受血管自主信号

学习感知血管自主信号非常困难，它需要耐心和长时间的训练才能掌握。训练自己的最佳方法是，用明亮的光线或物理压力刺激患者皮肤的某些部位，并检测患者的桡动脉搏动。或者简单地使用类似坠落物体的意外声音来创建压力。

血管自主信号是动脉反应，可在（动脉）壁的肌肉张力中感觉到。这不是心律的问题，心律将保持不变。血管自主信号通过以下方式表现出来（图 89）：

· 脉冲可能变得更饱满，更强。

· 脉搏可能会变衰弱，变虚弱。

当眼睛暴露在闪光下时，血管自主信号会立即响应，与瞳孔收缩一样快。它可以持续一次、两次或最常见的三次节拍。超过三个节拍通常表示病理状况。

学习这种现象最好的方法是通过尝试感受所有患者的血管自主信号来积累经验。

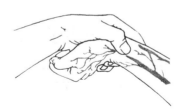

a　医生对患者桡动脉施加的压力

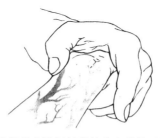

b　医生的拇指应该轻轻的放在患者桡动脉的侧面

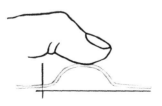

c　不使用血管自主信号的脉搏直观表现

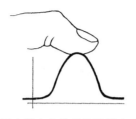

d　使用血管自主信号的脉搏直观表现

图 89　血管自主信号模拟

皮肤感光

皮肤感光是一种在耳-心反射发现后描述的现象。投射到"盲"哺乳动物皮肤上的明亮光线引起了血管的反应（图90）。

在里昂国家科学研究中心（INSA）进行了大量实验，特别是罗杰·桑蒂尼教授，他们明确地证明了即使光没有照射到兔子的眼睛，兔子也可以在生理上区分脉冲光和连续光。当兔子的背部暴露于不连续的光刺激时，多巴胺、肾上腺素和去甲肾上腺素的水平会发生改变。

哺乳动物的皮肤似乎不仅仅是外部和内部环境之间的屏障，同时它也可以作为两者之间交流的场所。

事实上，皮肤似乎充当了巨大的电磁信息接收器，这些信息几乎可以肯定地刺激和调节化学神经递质的分泌。

皮肤感光现象综合了针灸穴位和耳穴/穴位的概念。这些要点首先在这一现象中被发现。因此，在研究血管自主信号现象时，医生检测桡动脉时就可以对他们的血管自主信号进行研究。

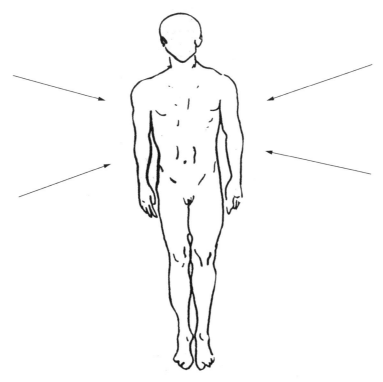

图 90 皮肤"感光"

我们一直遨游在电磁波的海洋中。皮肤作为接收器，使用电磁波刺激来调节和恢复生物体的一些功能。

皮肤感知与耳穴

正常生理状态

在静止状态和正常健康状态下，耳郭似乎仅在基频处具有光感受能力。如果将光点投射到耳郭的皮肤上，则没有血管自主信号响应（图91）。在另一方面，对身体其他部位的刺激确实会引起血管自主信号反应。

病理

在病理状态下，某些耳穴变得对光敏感，并且投射到耳朵上的光点触发血管自主信号响应。耳穴疗法治疗包括"停用"耳穴（图92）。

总结

哺乳动物的皮肤具有光感受，其作用是刺激、调节和修复系统。如果有机体健康状况良好，除了耳朵皮肤外，其感知能力在全身皮肤上都是活跃的。然而，在发生疾病的情况下，耳穴将表现出光敏感以使系统恢复体内平衡。

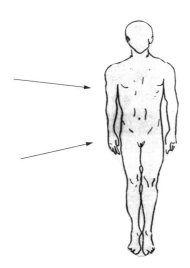

图91　正常生理状况下，耳朵没有光敏感性

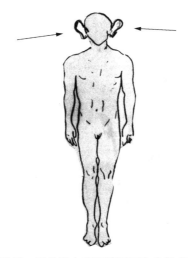

图92　耳朵只在病理情况下有光敏感性

诺吉尔频率

1977 年，保罗·诺吉尔建立了：

· 就光感知而言，身体的皮肤可分为 7 个区域（图 93）。

· 关于光感知，耳朵的皮肤可以类似地分成 7 个不同的区域（图 94）。

· 身体和耳朵上的每个区域都具有特定的自身感光能力和"光感知"7 个不同的频率。

· 这 7 个频率被称为 A、B、C、D、E、F 和 G，它们被称为"诺吉尔频率"。

· 除了对其基频做出反应外，耳朵上的任何病理点都会对其他诺吉尔频率产生反应。

· 诺吉尔频率诱导特定的生物效应：频率 A 具有抗炎作用，频率 B 影响循环，等等。

· 在正常生理状态下，光感知如图中（图 93，图 94）所示的标准化频率。在病理状态中，皮肤光感会产生变化。

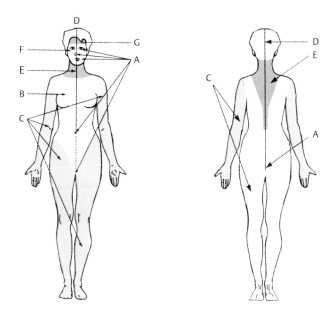

图 93 躯体 7 个区域

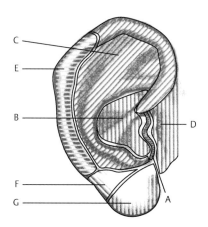

图 94 耳朵上的 7 个区域

频率 A

2. 28 Hz

颜色：橙色，柯达雷登（Kodak Wratten）no. 21。

光感区

- 耳道。
- 眼。
- 鼻孔。
- 嘴。
- 肚脐。
- 尿道外口。
- 阴道。
- 直肠。

频率 A 的功能

- 刺激细胞功能。
- 抗炎。
- 抗水肿。

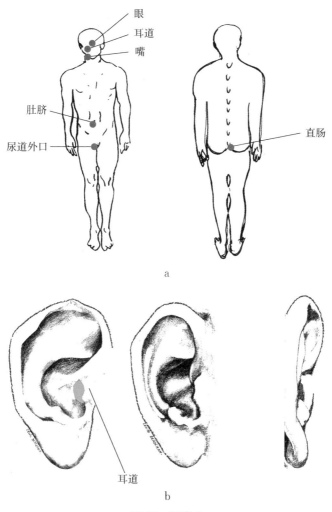

眼

耳道

嘴

肚脐

尿道外口

直肠

a

耳道

b

图 95 频率 A

频率 B

4. 56 Hz

颜色：红，柯达雷登 no. 25。

感光区

- 躯体上：体前的胸部和腹部（图 96a）。
- 耳朵上：外耳（图 96b）。

频率 B 的功能

- 刺激消化功能。
- 刺激细胞间通信。
- 刺激细胞间的黏附功能。
- 刺激免疫功能：自体和异物识别。
- 抗过敏。

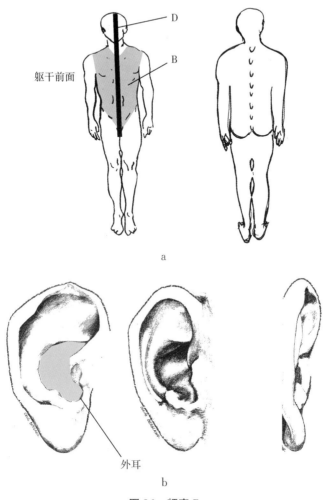

躯干前面

D

B

a

外耳

b

图96 频率 B

频率 C

9. 12 Hz

颜色：黄色，柯达雷登 no. 3。

感光区

- 躯体上：上下肢近端至远端（图 97a）。
- 耳朵上（图 97b）。
- 对耳轮
- 耳轮（升支，膝，身体）

频率 C 的功能

- 与肌肉收缩相关功能。
- 协调肌肉的收缩与拮抗功能。
- 刺激多巴胺分泌调节功能。

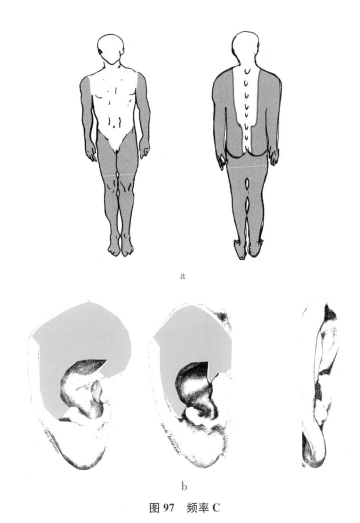

a

b

图 97　频率 C

频率 D

18. 25 Hz

颜色：红，柯达雷登 no. 24。

感光区

· 在躯体上（图 98a）：5 cm 宽的矢状面，起源于肛门，沿着脊椎上升，越过颅顶。然后沿着胸腹下降，最后于尿道外口停止。

· 在耳朵上（图 98b）：耳屏前。

频率 D 的功能

频率 D 主要与空间对称功能相关。

对称性功能是神经系统的一个功能，不幸的是，这种关系在过去一直被忽视了。从躯体开始移动的那一刻起，生命体自发地创造出一条对称轴。然后，有机体必须学会以协调的方式围绕这个轴移动身体的各个部分，这样才能有效率地移动。神经系统被组织起来促进这一现象的发生。大脑被分成两个半球，每一边控制着身体的一半。这两个半球由内向的中间神经纤维连接。

频率 D 对中间神经纤维起作用，并且调控对称性运动：

· 运动功能。

· 步态。

· 姿势。

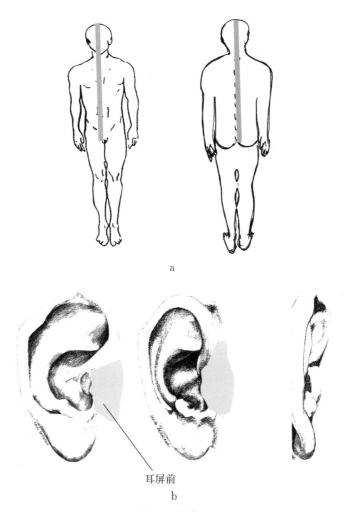

a

耳屏前

b

图 98　频率 D

频率 E

36. 5 Hz

颜色：蓝色，柯达雷登 no. 4。

感光区

- 躯体上（图 99a）：
- – 颈部前后表面
- – 脊柱的背面
- 耳朵上（图 99b）：
- – 耳轮尾部

频率 E 的功能

- 激发脊柱区。
- 止痛功能。

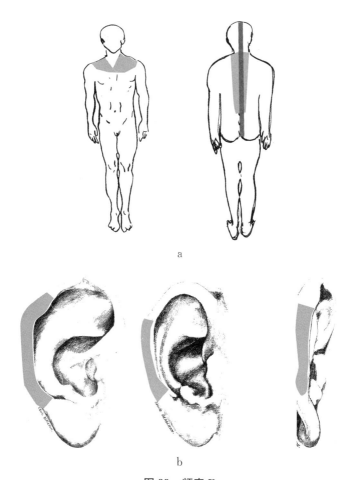

a

b

图 99　频率 E

频率 F

73 Hz

颜色：紫色，柯达雷登 no.78

感光区

· 身体上：脸和颞区（图 100a）。

· 耳朵上：耳郭峡部的下部，它在耳垂处，但没有到达耳郭。它沿着外耳的足部前进，出现在后外表面（图 100b）。

频率 F 的功能

· 刺激中央灰核。

· 疗效：

– 刺激生长激素的分泌

– 治愈：伤口、溃疡及骨折

– 抗抑郁

– 调节下丘脑

– 调节食欲

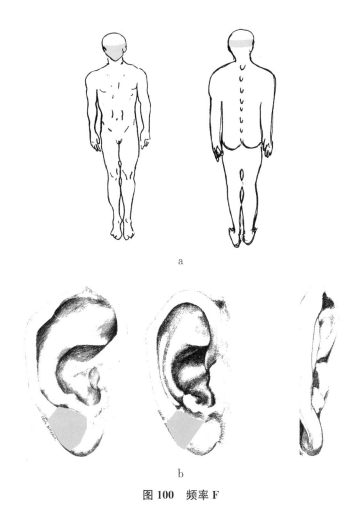

a

b

图 100 频率 F

频率 G

146 Hz

颜色：玫瑰红，柯达雷登 no. 31。

感光区

· 躯体上（图 101a）：

－ 头盖骨

－ 前额

－ 鼻孔

· 耳朵上（图 101b）：

－ 耳垂前面

频率 G 的功能

· 刺激大脑皮质。

临床应用

· 癫痫辅助耳穴。

· 身心疾病。

· 治疗慢性疼痛。

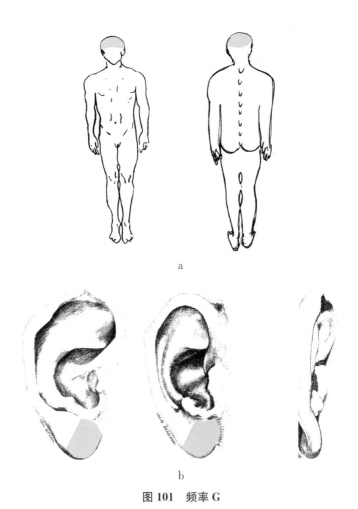

a

b

图 101　频率 G

如何选择诺吉尔频率及治疗疾病的设备

许多不同的设备可用于研究诺吉尔频率的光感知。有人使用红色发光二极管（LED），有人使用红外光，有人使用白光，还有人在一些设备上使用激光操作。

使用这些设备时应遵守一些准则：

· 确保提供的频率是保罗·诺吉尔指定的频率。

· 选择优先在红外范围内操作的设备。在诺吉尔频率上进行的所有临床研究都是用红外线进行的。此外，红外光线不受血液中血红蛋白的阻碍，因此允许更深的穿透。

· 对于诊断用途，避免购买功能太强或激光操作的设备。这些类型的设备将在用于诊断的同时起到治疗的作用，从而干扰检查并使检查结果混淆。

· 一些制造商提供具有基频的设备，并且还可以选择相对于基频正负 30％的频率。这是值得注意的，因为这些可变频率在耳穴疗法中具有特定的应用领域。（图 102）

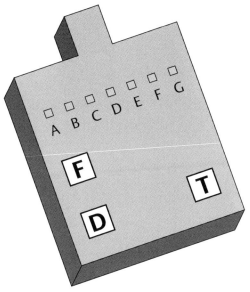

图 102　测量诺吉尔频率的通用装置图解

注：D—检测；T—治疗；F—频率。

耳穴频率的研究

由压力引起的疼痛或电传感器检测到的病理状态下的任何耳穴，可以通过诺吉尔频率进行分析和处理。

耳穴分析（图 103、图 104）

· 除了对其基频做出反应之外，如前文所述，耳朵上的任何病理点都会对其他一些诺吉尔频率做出反应。要识别这些频率，检测桡动脉脉搏，并在投射频率（A、B、C、D、E、F 和 G）下检查血管自主信号现象逐个放到耳穴上。

· 当将一个频率投射到一个耳穴上时，脉冲变得更有力，该点被认为是对该频率的反应。

· 当耳朵上的一个点对其所属区域以外的频率做出反应时，该频率被认为是寄生频率。

· 耳穴治疗时，可以采用该耳穴的频率或者加上寄生频率。治疗用的光比检测用的光频率能量高很多。

· 耳穴光疗的持续时间是可变的，平均 30 秒。

· 在同一治疗期间，可以用一个频率的光处理几个不同的耳穴。

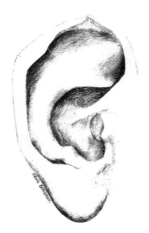

图 103　外耳的耳穴基本都对频率 B 产生反应

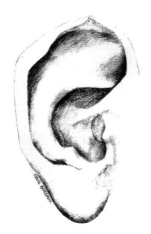

图 104　如果同一个耳穴对其他频率光有反应（如 A、D 和 F），
那么这个耳穴治疗时应该同时用这些频率的光治疗

病变部位的电磁特征

寄生频率的研究使我们能够定义生物体的病变并研究其电磁特性，我们称为电磁特征。

举例

杜邦先生因肩痛来诊所。我们利用不同频率的红外光束触发器，用不同的频率投射到杜邦先生的肩膀上，观察是否引发血管自主神经信号响应，每个频率都需要测试。使用该系统可以识别病变。如果频率 A、B、F 和 G 的光投射触发血管自主信号反应，那么我们会说杜邦先生肩部病变的电磁特征是：A、B、F、G。在这种情况下，所有的反应是寄生频率，因为肩部通常只对频率 C 做出反应（图 105）。

病变的电磁特征对于在耳朵上找到活跃的耳穴是非常有价值的。相对于肩痛，耳穴最有效的部位在这种情况下具有相同的电磁特性，即频率 A、B、F 和 G。因此，我们必须使用红外频率发生器在耳朵上寻找这一点，然后针刺该处耳穴（图 106）。

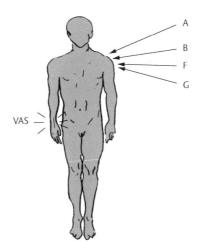

图 105 疾病情况，血管自主信号被用于去寻找
与疾病相关的光感区域（如，肩痛）

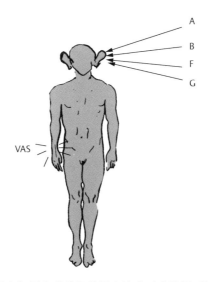

图 106 具有相同电磁特征的耳穴治疗时应该同时用耳针治疗

周围神经病的治疗

用耳穴技术治疗神经病需要具备血管自主信号的专业知识。

神经病通常源自代谢性疾病（如糖尿病）或毒性作用（如酒精中毒）。它们表现为高度致残的状况，有时四肢极度敏感。常规疗法很局限，使用它们的结果往往令人失望。不幸的是，精神安定类药治疗效果有限且不能很好的耐受。

神经病的耳穴治疗是通过利用寄生频道进行的。

治疗

以下肢糖尿病神经病变为例（图107）：

1. 确定受影响区域的电磁特征。我们可以用红外发生器识别寄生频率。

2. 在具有相同电磁特征上寻找耳穴。为了实现这一点，在将相应频率的光投射到每只耳朵上时，检测患者的脉搏。

3. 针刺具有相同电磁特征的耳穴。

4. 检查受影响区域光的频率。如果已确定的特定点是正确的，则受影响的肢体应仅响应其特定频率，在这种情况下频率为C。

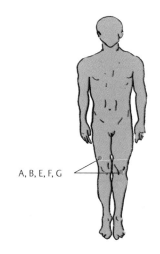

A, B, E, F, G

A, B, E, F, G

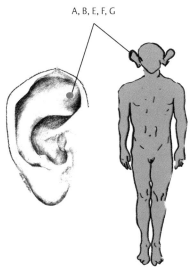

图 107　治疗下肢神经病变

例如：①用血管自主神经信号寻找下肢皮肤的反应频率，例如 A、B、E、F 和 G。②在耳朵上寻找更多对该频率反应的耳穴，例如 A、B、E、F 和 G。③使用耳针针刺这些耳穴。④每个月治疗 1 次。

纤维肌痛的治疗

纤维肌痛是一种常见的疾病，以骨骼肌疼痛为特征，容易引发僵硬和疲劳的症状。它主要影响 25～45 岁的女性。这种疾病的病因和发病机制尚不清楚。

治疗（图 108）

· 耳针不应用于治疗纤维肌痛。因为它们的使用会加剧疲劳和疼痛的症状。治疗应该仅通过耳朵上的红外频率进行。

· 应从位于外耳上的感应点中选择。这些点通常可以通过电极检测识别，并使用频率 B 红外光进行处理。

· 这些耳穴应每 15 天治疗 1 次，持续约 6 个月。之后，治疗时间的频率会根据个人的需要而有所不同。

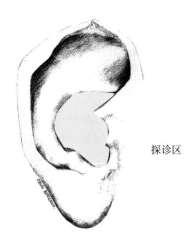

探诊区

图 108　治疗纤维肌痛

探索区域：可以利用电子检测仪器检测定位外耳的病理耳穴。因此这处耳穴应该利用频率 B 的光进行治疗。

抑郁症的治疗

抑郁症正变得越来越普遍。出现以下症状中的 5 种以上且症状持续 2 周以上，可以诊断为抑郁症。

- 悲伤。
- 对正常喜欢的活动漠不关心或丧失快感。
- 失眠或睡眠过度。
- 体重增加或减重明显。
- 无精打采或激动。
- 疲劳。
- 内疚或感觉人生没有价值。
- 难以集中精力或做出决定。
- 有自杀的想法。

当该疾病最近发作并且活跃时，耳穴疗法是临床抑郁症的非常有效的治疗方法。

治疗
要检查的主穴（图 109）：
- O穴，双耳。
- 耳垂前面与前额叶相对应的耳穴。
- 左右耳的下丘脑。
- 左右耳脑垂体。
- 左右耳上端和下端的耳穴。

这些耳穴可以用耳针和基频红外光定期治疗。

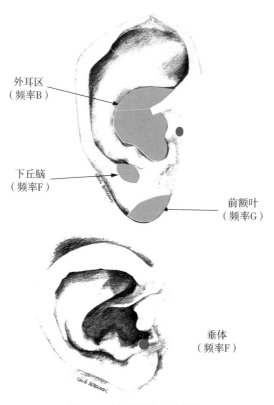

外耳区
（频率B）

下丘脑
（频率F）

前额叶
（频率G）

垂体
（频率F）

图 109　治疗抑郁症的耳穴

附　录

关于作者

拉斐尔·诺吉尔是著名的耳穴疗法创始人保罗·诺吉尔（Paul Nogier）的儿子，在和他父亲做研究的时候，就已经成为这一治疗领域的专家。在保罗·诺吉尔去世后，拉斐尔·诺吉尔进一步发展他父亲的工作。作为执业医师，他为耳穴疗法设定了新的标准。

拉斐尔·诺吉尔在法国里昂进行他的临床实践，在那里展开他的治疗方式。他是众多研究和书籍的作者。自 1977 年以来，他一直在世界各地的许多不同学校介绍耳穴疗法。

拉斐尔·诺吉尔目前与里昂医学研究组（Medical Study Group of Lyon）和九月医学日（Medical Days in September）合作。欲了解更多信息，请访问 www. nogier. info。

自 1989 年以来，他一直担任世界卫生组织国际针灸术语科学小组的报告员。1990 年，在里昂，他担任了耳穴术语标准化工作组主席。

耳穴疗法

耳穴疗法是一种利用耳郭的神经反射特性的治疗方法。它于 1951 年由保罗·诺吉尔在法国里昂提出。从那时起，它就成为众多神经生理学研究的主题之一。

1990 年，世界卫生组织（WHO）召集的一个工作组对 43 个耳穴进行了标准化命名（附图 1）。

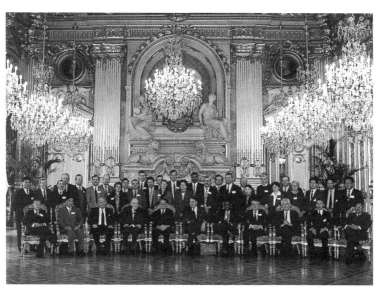

附图 1　WHO 耳穴命名工作组（里昂，1990）

中岛宏（Hiroshi Nakajima）博士
世界卫生组织总干事

"主席先生，保罗·诺吉尔博士，工作组的杰出成员，女士们，先生们：

如你们所知，世界卫生组织在标准化耳穴方面的努力始于1987年在首尔召开的第三届针灸命名标准化工作组的审议工作。耳针可能是所有针灸微系统中最发达的，科学记录得最好；它也是最实用和最广泛使用的。在一些中国针灸经典中不时提到耳针，但没有深入的讨论。显然，它不被认为是传统针灸主体的一部分。与几乎完全来自中国古代的经典不同，耳穴针灸在很大程度上是近年的发展，西方医学做出了相当大的贡献。

这就是为什么今天我们很荣幸的与保罗·诺吉尔博士在一起。如您所知，诺吉尔博士将其职业生涯的很大一部分用于欧洲针灸的研究和使用，尤其是耳穴疗法的理论和临床应用。

他提出胎儿体位和成年人耳朵之间存在关系，这有助于耳针和后来的耳穴医学的发展。

在他的工作基础上，耳表图已经在许多国家出版了。虽然它们显示出不同程度的差异，但它们都以诺吉尔博士描述的胎儿图为基础。

世界卫生组织希望国际上使用完整的标准化耳穴针灸命名法。我们希望通过促进对耳穴治疗的认真研究，实现耳穴科学研究和研究结果的可比性。

最后，请允许我借此机会非常高兴地承认现代医学欠保罗·诺吉尔博士的荣誉，他是里昂的杰出人士。

非常感谢你。"

里昂，法国，1990

词汇表

耳-心反射（auriculat-cardiac reflex，ACR）

杏仁核（amygdala）

杏仁核是一组位于额叶前部下方杏仁状核，构成边缘系统的重要部分。杏仁核将感官和内脏信息与过去进化的记录结合起来，与前脑、下丘脑和脑干有广泛的联系。它能刺激下丘脑释放神经递质多巴胺、去甲肾上腺素和肾上腺素，从而激活交感神经系统。

耳穴疗法（auriculomedicine）

20世纪80年代，保罗·诺吉尔博士在发现皮肤光敏感性后提出的一种医学，不同区域皮肤对不同频率的光产生反应，利用这种特性可以起到诊断和治疗的作用。参见诺吉尔频率（Nogier frequencies）。

基底核（basal ganglia）

基底核是脑中与脑皮质、下丘脑以及脑干相连接的一组核团。它们和运动、感觉、情绪以及学习有关。

小脑（cerebellum）

小脑整合姿势平衡的感觉信息，管理技能和自主运动的协调，调节骨骼肌。它与注意力集中、语言、音乐和刺激反馈也存在关系。

小脑在大脑后，枕叶下面，占据脑容积的10％。

大脑皮质（cerebral cortex）

大脑皮质在处理与记忆、注意力、感知觉、思维、语言和意识相关的信息时起着关键作用。计划、创造力、决策、主动行动的开始和自我意识都在这个区域。

大脑皮质由大脑半球的卷曲表层组成，其中 2/3 被折叠成脑沟，分为感觉区、运动区和联系区。

大脑皮质与皮质下结构丘脑和基底神经节进行信息交换，通过丘脑接收感觉（嗅觉除外）信息。然而，多达 99％的联系［根据布雷滕贝格（Braitenberg）和席尔茨（Schilz），1991］实际上是从大脑皮质的一个区域到另一个区域。

大脑脚（cerebral peduncle）

大部分由中脑构成，这个区域包含很多的神经纤维束传递运动信息，从大脑到身体的其他部位。

扣带回（cingulate gyrus）

脑中部的一个回（脊），它部分包裹着胼胝体，它是边缘系统的一个组成部分，参与情感的形成和处理、学习和记忆。

胼胝体（corpus callosum）

大脑皮质下的一束宽而平的轴突，连接左脑和大脑半球，大脑半球间的大部分交流都是通过它进行的。

外胚叶（ectoblast）

外胚层早期胚胎的外部生发层，由注定要成为外胚层的胚层细胞组成。

外胚层（ectoderm）

三个胚胎胚层之一。外胚层发育成大脑，皮肤，指甲，鼻、口、肛管上皮，眼睛的晶状体，视网膜，还有神经系统。

内胚叶（endoblast）

内胚层的早期胚胎，由未分化的细胞组成，注定成为内胚层。

内胚层（endoderm）

三个胚胎胚层之一。内胚层发育成骨骼肌、骨架、皮肤的真皮层、眼睛的晶状体、结缔组织、泌尿生殖系统、心、血液（淋巴细胞）和脾。

额叶皮质（frontal cortex）

额叶的一个皮质区域，又称前额叶联合皮质。这个区域影响个性，并与更高的精神功能相关，如长期规划、形成、操纵概念和道德辨别。参见"前额皮质（prefrontal cortex）"。

额叶皮质有大量来自脑干中心和边缘系统的传入神经元。

谐波系统（harmonic system）

经过耳中穴的矢状半径上的耳穴。在这种情况下，取一处耳穴即可，离耳中最远的耳穴会抑制其他相关耳穴的作用。

海马（hippocampus）

海马位于前脑内侧颞叶，是边缘系统的重要组成部分，与杏仁核生存相关的输入输出处理功能并行。它处理智力、情感和事实信息，并介导从感觉皮质到前额皮质的输入。通过将经历和短期记忆整合成长期记忆，来协助杏仁复合体对储存在大脑皮质的情感记忆编码。

垂体（hypophysis）

垂体又称垂体腺，位于大脑的底部，通过垂体柄与下丘脑功能相连，下丘脑释放因子沿垂体柄刺激垂体激素的释放。

这些激素参与调节生长、血压、妊娠和分娩的过程（包括分娩时刺激子宫收缩）、泌乳、性功能、甲状腺、体内水分和渗透压、食物代谢。

垂体疾病包括肢端肥大症、生长激素缺乏和高血压。

下丘脑（hypothalamus）

下丘脑负责调节体内的稳态，如温度控制、食物摄入和体液平衡。下丘脑通过垂体将神经系统与内分泌系统连接起来。下丘脑位于丘脑的下面和前面，和杏仁核差不多大。

它合成和分泌神经激素，而神经激素反过来刺激或者抑制垂体激素的分泌，而垂体激素直接作用于生理功能。

边缘系统（limbic system）

胼胝体（连接左右大脑半球的横向纤维拱）周围有一圈皮质，包括胼胝体下和扣带回，以及海马旁回。它的功能关系到个人的生存和物种的延续，包括进食和攻击性行为，情感表达和性反应。

黑质（locus niger）

黑质是基底神经节系统的重要组成部分。它由两个不同的部分组成：一个由基底核的核心组成，另一种则与它周围的区域一起负责大脑中多巴胺的产生，并在奖赏和成瘾中起着至关重要的作用。

定位（location）

在耳郭上确定或标记器官、病变或疾病的位置。

主振荡点（master oscillation point）

耳穴主要听觉点之一，振荡点固定在耳屏上，通过平衡左右大脑半球来治疗大脑偏侧性问题。它似乎在与 O 穴相同或接近相同的位置。

主穴（master points）

耳朵上的一组具有普遍作用的穴位，可用于多种治疗。包括：

- 内分泌：通过垂体激活整个激素系统（参见"垂体"）。
- 压力调节：激活肾上腺素系统，缓冲急性和慢性压力。
- 镇定：调节血压，舒缓压力和肌肉紧张，并具有一般的镇静作用。
- 主脑：治疗慢性疼痛和心身疾病。
- 主振荡：通过平衡左右脑半球来治疗大脑偏侧性问题。
- 主感觉：确保五种感觉的准确感知。
- 耳中：有助于身体内环境的稳定。
- 神门：降低焦虑痛苦，提高情绪。
- 交感神经：调节血液循环和自主神经系统的整体功能。
- 丘脑：用于控制疼痛。

髓质 (medulla)

髓质又称延髓和脑干，延髓是大脑的下部，与脊髓相连，结构上与脑桥相连。它传递大脑和脊髓之间的神经信号，调节自主神经系统的呼吸、血压、吞咽、呕吐和排便功能。

中胚叶 (mesoblast)

胚层早期胚胎的中间生发层，由未分化的细胞组成，会发育成中胚层。

中胚层 (mesoderm)

三个胚胎胚层之一。中胚层形成前体组织，产生肌肉、身体循环和排泄系统。

非谐波系统 (nonharmonic system)

在这种情况下，3个或更多的点是对齐的，但不构成一个通过耳中穴的向量。用量角器来定位直线交点上的一个点，从这个交点到耳中可以构成30°角。当针刺派生穴将使其他穴失效，这叫作二次谐波穴。

神经血管复合体 (neurovascular complexes)

神经血管复合体又称神经血管淋巴复合体，它已被确定为身体和耳朵穴位的基本组织学结构。它由一个淋巴管干与一个大动脉连接，其中一个分支为垂直于表皮的，并伴有小静脉。有髓神经纤维与血管和淋巴管交织，无髓神经纤维网状结构环绕血管。整个网状结构位于一个垂直的疏松结缔组织柱中，它起源于浅筋膜，周围环绕着厚厚的、致密的、部分绝缘的真皮结缔组织。皮肤表面以上的神经血管复合体已被测量电导率比周围组织高 1000 倍。

诺吉尔频率（Nogier frequencies）

皮肤表面的身体和耳朵可以分为 7 个区（A～G）。当皮肤暴露在 7 种特定频率之一的光源下时，由于皮肤的光感特性，它们对身体具有广泛的生物效应。这些频率在正常生理状态下是标准的，但在病理情况下就不典型了。血管自主信号可以确定哪个频率（或频段）是哪个区域的反应。

利用这些现象进行病理诊断和治疗是诺吉尔耳医学的基础。

核团（nucleus）

神经解剖学中的一个术语，指中枢神经系统中主要由神经元构成的结构，作为次级神经中枢的信号中心。

枕叶（occipital cortex）

枕叶是大脑的视觉处理区域。它控制视觉和颜色识别，并在枕叶听觉中发挥作用。

橄榄核（olivary body）

大小和形状类似橄榄，位于脑干上，由两组核组成。上橄榄核是听觉处理系统的一部分，有助于感知声音。下橄榄核主要用于小脑运动学习和运动功能。

副交感神经（parasympathetic）

副交感神经系统（PNS）是自主神经系统（ANS）的一部分，自主神经系统还包括交感神经系统（SNS）和肠相关神经系统（ENS）。ANS 是周围神经系统的一部分，PNS 与代谢和再生活动有关。它补充和平衡了 SNS 的活动，SNS 与即时生存（"战斗或逃跑"）相关的活动，消耗大量的生理资源。

顶叶（parietal cortex）

顶叶位于额叶后部和枕叶上方，它整合来自身体各个部位的感觉信息，掌管空间感和方向感。

保罗·诺吉尔区段理论（phase theory of Paul Nogier）

区段理论由保罗·诺吉尔博士于 1980 年提出。这一理论指出，当针刺耳朵上的一个穴位时，经常观察到一种主要的和两种次要的效应。主要作用可能是外胚层、中胚层或内胚层。次要影响将与其他两个胚层有关。2002 年，拉斐尔·诺吉尔博士所在的工作组发布了区段的官方定义："这些区段是耳朵上身体的代表区域的短暂神经表征。它们是大脑对环境数据综合反应的结果，这些环境变化导致了生理或病理状况。"

感光（photoperception）

皮肤对光的敏感性和以特定频率振动的光编码信息传输到中枢神经系统的能力。

耳中（point zero）

耳穴主穴之一。耳中有助于促进身体稳态。

前额叶皮质（prefrontal cortex）

大脑额叶的前部，是思想和行动与内部目标和目的的协调。前额皮质与"执行功能"相关，包括长期规划和行动力，识别当前行为造成的后果的能力，克服和抑制不恰当的社会反应的能力，以及区分事物或事件中的突出因素的能力。

矢量半径（radius vector）

矢量半径是一条虚线，它起源于耳中，经过椎体或器官的耳穴位置。

红核（red nucleus）

中脑中涉及上半身运动协调（包括走路时摆动手臂）和婴儿爬行相关的结构。

网状结构（reticular formation）

自主神经系统的一部分，参与调节呼吸、心率和胃肠活动。它调节从警觉到睡眠的意识状态，包括疲劳和动力，并与痛觉有关。网状组织位于脑干核心，贯穿中脑、脑桥和延髓。它连接丘脑、下丘脑和皮质，以及小脑和感觉神经。

躯体特定区（somatotopy）

描述身体表面区域与中枢神经系统之间持续的空间关系。如耳朵上影响器官、四肢或神经结构的点在大脑中以相应的空间关系。

纹状体［striatum（striate body）］

在解剖学上，纹状体是基底节区复合体的主要输入中继。它在执行功能中起着一定的作用，并由与奖励、惩罚或惊喜有关的刺激激活。相关的疾病包括帕金森病、亨廷顿病，还有可能有成瘾性疾病。

丘脑底部 (subthalamus)

丘脑底部又称前丘脑和腹丘脑。它将神经冲动传递到纹状体、丘脑背侧、红核和黑质，但它不直接与皮质沟通，它接收来自黑叶状体和纹状体的信息。

交感神经 (sympathetic)

耳穴主穴之一，交感点调节血液循环和自主神经系统的整体功能。这也是自主神经系统的一部分。

颞叶皮质 (temporal cortex)

位于大脑两侧的颞叶皮质包括初级听觉皮质，参与听觉处理以及语义、言语和视觉。

丘脑网状组织 (thalamic reticular group)

下丘脑的一组核，构成下丘脑的一部分，将神经冲动递给纹状体、丘脑背侧、红核和黑质。然而，丘脑网状组并不直接与大脑皮质交流。它接收来自黑质和纹状体的信息。

丘脑 (thalamus)

预处理并将各种各样的下丘脑信息传递到大脑皮质。它与大脑皮质有多个连接，可能形成反馈回路，并可能在意识中发挥作用。它在调节从深度睡眠到清醒状态（包括觉醒和活动水平）的意识状态方面发挥着重要作用。从病理学上讲，脑血管意外（卒中）造成的损害可能导致对侧感觉异常或麻木和情绪障碍，这种情况称为丘脑综合征。器官的损伤也可能导致不可逆的昏迷。

血管自主信号（VAS）

血管自调节信号，又称耳-心反射。桡动脉对各种感觉刺激的一种特征响应。

前庭眼动系统（vestibulo-ocular motor system）

作为前庭眼反射的一部分，它使视网膜上的视觉图像稳定下来，使眼睛向与头部运动相反的方向移动，以补偿头部运动。

参考资料

Braitenberg and Schüz，1991

Cho ZH，Wong EK. Fallon J. Neuro-Acupuncture Q-Puncture Inc. Los Angeles，CA；2001 Helms J M. Acupuncture Energetics-A clinical Approach for Physicians. Berkeley CA：Medical Acupuncture Publishers：1995

Sherwood L Human Physiology From Cells to Sysems，2nd ed. Minneapolis：West Publishing Company：1995

推荐的仪器设备

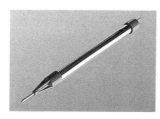

压力探针：250 g 压力。
耳穴疗法必备。

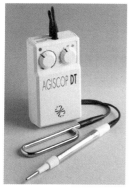

穴位检查：准确的读数需要准确的检测能力。
Agiscop DT 设备容易使用。

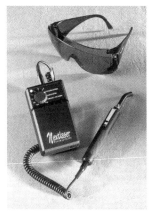

激光。激光脉冲设备。904 nm 的
Nextlaser 二极管激光设备对治疗耳
穴有效。

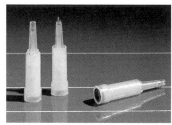

经皮耳针（ASP semipermanent）

获得欧洲 Sedatelec 公司允许的照片，法国。

参考文献与拓展阅读

参考文献

［1］ Senelar R. Organisation du point d'acupuncture. Laboratoire d'Histo logie-embryo-logie. Faculté de medicine de Montpellier. France，1987

［2］ Terral C. Le point d'acupuncture，Conference，CLEM，Lyon，June 2007

［3］ Auziech O. Acupuncture et auriculothérapie. Essai d'analyse his-tologique de quel-ques structures cutanées impliquées dans ces deux techniques. Montpellier：Saur-amps médical；1985

［4］ Nogier R. Practical Introduction to Auriculomedicine［in French］. Heidelberg：Haug；1993

［5］ Marignan M. Thermographie des points auriculaires. Lyon：Publica-tion GLEM；2000

［6］ Auziech，op. cit. ，3

［7］ Bourdiol RJ. EIéments d'auriculothérapie. Sainte Ruffine：Ed Mai-sonneuve；1980

［8］ Bricot B. Enseignement d'auriculotherapie，Conference，GLEM，Lyon，1985

［9］ EggerJ. Food allergy and the central nervous system in childhood，In：Brostoff J，Challacombe S. Food allergy and intolerance. Lon-don；Baillere Tindal；1987：pp. 666 - 673

［10］ Darlington LG，Ramsey NW. Diets for rheumatoid arthritis. Lan-cet 1991；338；1209

［11］ Wraith DG. Asthma. In：Brostoff J，Challacombe S. Food allergy and intolerance. London; Baillère Tindal; 1987;pp. 486－497

［12］ Alim D. 5th International Symposium of Auriculomedicine, Conference, GLEM. Lyon, 2006

拓展阅读

Bossy J, Prat-Pradal D. Taillandier J. Les Microsystèmes de l'Acupuncture. Paris; Masson; 1984

Bossy J. Bases Neurobiologiques des Réflexothérapies. Paris; Masson; 1978

Bourdiol RJ. Eléments d'Auriculothérapie. Sainte-Ruffine; Maisonneuve; 1982

Helms JM. Acupuncture Energetics; A Clinical Approach for Physicians. New York; Thieme Medical Publishers; 2008

Leclerc B. Auriculothérapie Théorique et Pratique. Published by the author himself. Nevers; 1996

Nogier PFM. Traité d'Auriculothérapie. Sainte-Ruffine; Maisonneuve; 1969

Nogier PFM, Nogier R. The Man in the Ear. Sainte-Ruffine; Maisonneuve; 1985

Nogier PFM. Introduction Pratique a l'Auriculothérapie. Brussels; SATAS; 1999

Nogier PFM, Mailiard A, Petitjean F, Grignard Ph. Points Réflexes Auriculaires. Sainte-Ruffine; Maisonneuve; 1987

Nogier PFM, Petitjean F, Maillard A, Compléments des Points Réfiexes Auriculaires. Sainte-Ruffine; Maisonneuve; 1989

Nogier PFM. From Auriculotherapy to Auricular Medicine. Sainte-Ruffine, France; Maisonneuve; 1983

Oleson TD. Auriculotherapy Manual; Chinese and Western Systems of Ear Acupuncture, 2nd ed. Los Angeles; Health Care Alternatives;

1996

Rouxeville Y. Abrégé de cours d'Auriculothérapie et d'Auriculomédicine. Published by the author himself (out of stock); 1993

Rouxeville Y. Acupuncture Auriculaire Personnalisée. Montpellier: Sauramps Médical; 2000

索 引

图书在版编目（ＣＩＰ）数据

西医经典名著集成. 诺吉尔耳穴学 ／（法）拉斐尔·诺吉尔著 ；熊力，文宇主译. — 长沙 ：湖南科学技术出版社，2024.1
ISBN 978-7-5710-2298-3

Ⅰ. ①西… Ⅱ. ①拉… ②熊… ③文… Ⅲ. ①现代医药学 ②耳—穴位疗法 Ⅳ. ①R②R764

中国国家版本馆 CIP 数据核字(2023)第 120976 号

Copyright ©2009 of the original English language edition by Georg Thieme Verlag KG，Stuttgart，Germany.

Original Title: Auriculotherapy by Raphael Nogier，MD，Foreword by Joseph Helms，MD，Illustration of the ears: Cecile Begeron.

英文原版版权所有©2009，作者格奥尔格，德国斯图加特。

原标题：耳穴疗法，作者拉斐尔·诺吉尔医学博士，前言由约瑟夫·赫尔姆斯医学博士撰写，耳穴插图: 塞西尔·贝格隆。

著作权合同登记号：18-2023-292

XIYI JINGDIAN MINGZHU JICHENG NUOJI'ER ERXUEXUE

西医经典名著集成 诺吉尔耳穴学

著　　者：[法] 拉斐尔·诺吉尔
主　　译：熊　力　文　宇
出 版 人：潘晓山
责任编辑：李　忠
出版发行：湖南科学技术出版社
社　　址：长沙市芙蓉中路一段 416 号泊富国际金融中心
网　　址：http://www.hnstp.com
湖南科学技术出版社天猫旗舰店网址：
　　　　　http://hnkjcbs.tmall.com
邮购联系：0731-84375808
印　　刷：湖南省众鑫印务有限公司
　　　　　（印装质量问题请直接与本厂联系）
厂　　址：长沙县榔梨街道梨江大道 20 号
邮　　编：410100
版　　次：2024 年 1 月第 1 版
印　　次：2024 年 1 月第 1 次印刷
开　　本：880mm×1230mm　1/32
印　　张：6
字　　数：124 千字
书　　号：ISBN 978-7-5710-2298-3
定　　价：58.00 元
（版权所有·翻印必究）